強迫性障害・聞きたいこと知りたいこと

著
田村浩二

イラスト
秋乃まと

星　和　書　店

Seiwa Shoten Publishers

2-5 Kamitakaido 1-Chome
Suginamiku Tokyo 168-0074, Japan

はじめに

私はこれまでに、強迫性障害に関する本を2冊出版させていただいております。いずれも私が強迫性障害を克服していく過程で同じ症状に苦しむ人たちに少しでもお役に立てると思ったことを書き綴ったものです。

最初は、比較的軽い気持ちで書いたのですが、まさか当初はそれらの本がここまで大きな影響力を持つことになるとは正直考えていませんでした。どういうことかと申しますと、一言で言うと、思っていたより（あくまでも私が思っていたよりという意味で、売れまくっているという意味ではありません）本が売れ続け、読者からの反響も大きかったということです。

最初の本を発売後、既に7年が経過しようとしていますが、未だにコンスタントに売れています。要するにそれだけこの病気で苦しんでいる人がたくさんおられるということです。私は本の出版を通じて、改めてその事実を認識しました。

そして、読者の方々からもたくさんのお手紙やメール等を頂戴いたしました。どれも皆切実なものばかりです。長年、一人で悩み続けていたとか、もう本当にこの病気のせいで切羽詰った身動きの取れない生活を強いられている人まで様々です。

　私はそれらのお手紙やメールにはできるだけ返事を書くようにしています。しかし、中には何かの手違いで、出版社に送っていただいたものでも私の手元に届いていない手紙などもあるかもしれません。そういった方々には大変申し訳なく思いますが、少なくとも私の手元に届いた手紙やメールには何らかの返信をしてまいりました。

　ただ、すぐに会ってほしいとか、すぐにここまで電話をほしいといった内容については、差し控えさせていただいております。私はあくまでも医師でもなければ、カウンセラーでもありません。ただのサラリーマンです。個々にお会いして、カウンセラーの真似ごとなどをする力もありませんし、責任も持てません、何より物理的にたくさんの人に個々にお会いしたり電話などをする時間も取れません。ご理解ください。

　したがいまして、最低限お手紙やメールについては、ご相談程度ということでよろしければ対応をさせていただいているような状況です。

　今回は、これまでの経緯も含めて、読者の皆様からいただいたお手紙やメールなどを参考に、こういうご質問を受ければ、私ならこういう回答をするといったQ&A形式でまとめてみました。できるだけ実態に即したご質問内容を設定し、私なりのアドバイスを書いたつもりです。

したがって、皆さんがこんなことを聞きたいだろうなあと思う内容を網羅したつもりですので、この本は目次を見て、どこからでも好きなところから読んでいただいてもまったく差し支えありません。どうか気楽な気持ちでリラックスして読んでいただければと思います。何事も緊張していては、入るものも入らなくなる（理解できなくなる）ことがあるからです。

では、皆様が少しでも良くなられることを心より願っております。

田村浩二

目次

はじめに　iii

第1章 強迫性障害症例集

確認（車1）　3
確認（車2）　5
確認（コンセント・カギ）　6
確認（ドア）　8
神仏（お寺）　10
神仏（自殺寸前）　12
神仏（お地蔵様）　12
神仏（お守り）　15

不潔・疾病　17
災　害　18
不潔・手洗い　20
数字・数　22
他人の視線　23
思い込み・錯覚　24
不安定な感覚　26

第2章　強迫性障害Q&A

Q1：強迫性障害は治りますか？　30
Q2：強迫行為はやめられますか？　32
Q3：強迫観念は一体どこからくるのでしょうか？　36
Q4：強迫性障害は何かの呪いか祟りか、それとも前世の行いが悪かったからなるのでしょうか？　38
Q5：症状がとてもひどくつらいので、死んでしまいたいのですが　40

Q６：薬で強迫性障害は治りますか？　41
Q７：日常生活でどんなことに気をつければ良いでしょうか？　43
Q８：思ったことは実現しますか？　45
Q９：なぜ、自分にとって苦しい観念ばかりが浮かぶのですか？　47
Q10：強迫行為をとことんやって強迫性障害を克服したいのですが　49
Q11：強迫行為はどれくらいの期間、我慢すれば良いですか？　51
Q12：気が狂ってしまったのでしょうか？　54
Q13：強迫性障害は遺伝ですか？　56
Q14：仕事は休んだ方が良いですか？　58
Q15：人を傷つけてしまいそうで怖いのですが　60
Q16：強迫行為がない強迫性障害なのですが　62
Q17：強迫性障害さえなくなれば自分はもっと頑張って力を発揮できるのですが　64
Q18：強迫観念の言っていることが、どうしてもウソのようには思えないのですが　66
Q19：気分転換は必要ですか？　68
Q20：なかなか良くならないので、医者を替えた方が良いでしょうか？　70
Q21：なぜ、長年にわたって治らなかったのでしょうか？　73

Q22：強迫性障害の弱点は何ですか？　75
Q23：症状がつらい時はどうすれば良いでしょうか？　77
Q24：ストレスは強迫性障害に良くないですか？　79
Q25：血が怖いのですが　82
Q26：数字や回数にこだわって、身動きが取れないのですが　85
Q27：車を運転中に、誰かを轢いたのではないかと思ってしまうのですが　88
Q28：神仏を冒瀆するようなことばかりが頭に浮かぶのですが大丈夫でしょうか？　91
Q29：体臭が気になって仕方がないのですが　93
Q30：どこかの戸を閉めた瞬間、誰かを中に閉じ込めたような気がするのですが　96
Q31：強迫性障害の患者さんはどれくらいいるのでしょうか？　98
Q32：封筒の中を何度も確認してしまうので困っています　100
Q33：同じところを何回も読み返さないと次の頁に進めないのです　103
Q34：強迫性障害なのですが結婚はできますか？　105
Q35：物の位置や向きが気になって仕方がないのですが　107
Q36：強迫性障害のせいで家族ともめてばかりいます。家を出て一人で暮らした方が良いでしょうか？　109

Q37：どれだけ強迫行為をしても強迫観念が消えないのですが　111
Q38：強迫行為をやめるコツはありますか？　113

あとがき　117

イラスト＝秋乃まと

第１章　強迫性障害症例集

強迫性障害Q＆Aに入る前に、ここでは、いくつか強迫性障害の症例をご紹介したいと思います。ここでご紹介させていただく症例は、すべて私自身の体験と、私と直接手紙やメールなどでお話をさせていただいた方の症例であり、他の書物から引用したものではありません。したがいまして、強迫性障害の様々な症例をすべて網羅するものではなく、あくまでもごく一部分ですが、強迫性障害の症状の根底はすべて同じ性質を持っている場合が多いので、何らかのヒントになるのではないかと思います。

また、私のこれまでの書物と重複する話もあるかもしれませんが、今回初めて私の本を手に取っていただく方もいると思いますので、その点は何卒ご了承いただきますようお願い致します。

なお、症例掲載にあたっては、一部直接ご本人の承諾を得られていないものもありますが、ご本人を特定できるような内容ではないことと、どなたから伺った話かわからないもの（講演の席での相談など）もあるため、また、これらの症例が読者を勇気づける要因にもなると思いますので、その点も併せてご了承いただければと思います。

確　認（車１）

これはＦさんという方の症例です。

普通の方からすれば「本当なの？」と思えるような話なのですが、強迫性障害の人ならおそらく理解できる話ではないかと思います。

Ｆさんは、自動車を運転中によく誰かを轢いてしまったのではないかという強迫観念に駆られるそうです。これは、結構よくあるケースのようです。

しかし、Ｆさんは、不安のあまり、普通では考えられない行動に出ました。

Ｆさんは、人を轢いてしまったかもしれないと思う場所まで車を戻し、何度も何度も確認作業をします。それでも確信が得られないＦさんは、本当にそこでひき逃げ事件が発生していないかを確かめるため、警察署にまで駆け込んだのです。

そして、時間帯と場所を説明し、本当にその時間その場所で事故が発生していなかったことを確認するのです。さぞかし警察の方はビックリされたというか唖然とされたのではないかと思います。

私は直ぐＦさんに、警察に自分はこういう病気なんだということを説明して、あらぬ嫌疑をかけられないようにした方がいいですよ、と申し上げました。警察も調べればわかることなので、間違いは起こらないとは思いますが、紛らわしいし、警察の手も煩わせてしまいます。今後は、絶対気になっても警察に駆け込んではいけませんよ、と申し上げました。するとFさんは、今度は大丈夫です、車に車載カメラを取り付けたので、それで現場の状況が記録できるから、少しは安心して走れますとのこと。

でも、強迫性障害の恐ろしいところは、結局何をしても不安はなくならないというところですから、車載カメラもどこまで効果が期待できるかは少し疑問だと思いましたが、警察に駆け込むよりはマシかなとも思いました。

強迫性障害は本当に恐ろしい病気です。常識では考えられないような行動を患者さんに起こさせてしまうのですから。

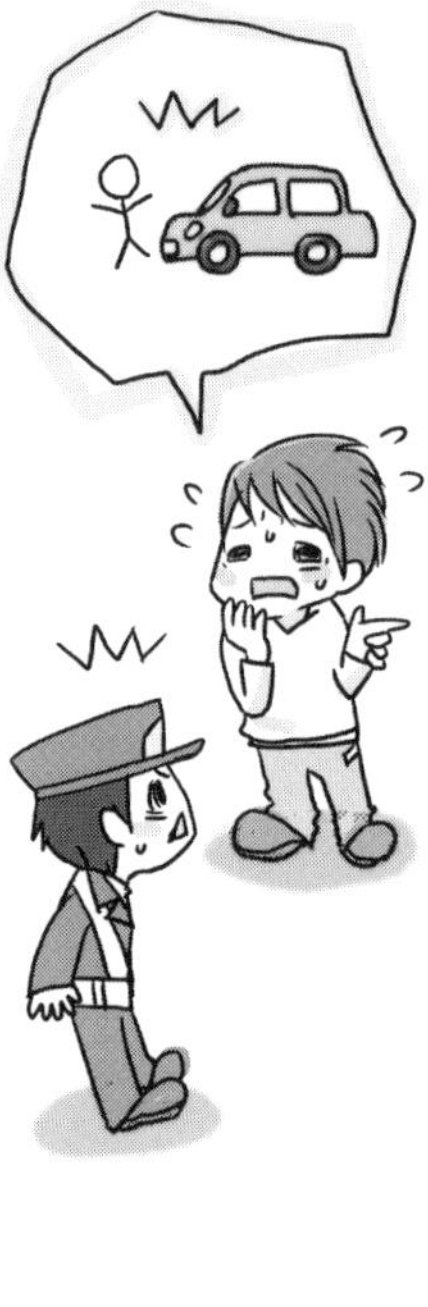

確　認（車2）

車の確認強迫は私もありました。前著にも少し書かせていただきましたが、私は人を轢いたかもしれないとは思わなかったのですが、狭い角を曲がる時に縁石にタイヤが乗り上げたような気がしました。縁石に乗り上げることがなぜいけないのかと言いますと、そこにミニチュアの鳥居のようなものがあったかもしれないということが気になるからです。ミニチュアの鳥居とは、多分飼い犬にそこでおしっこをさせないようにそこの住人が何か神がかり的なシンボルを置いているのだと思います。この神がかり的なという私の感覚が恐怖を感じさせたのです。

縁石に乗り上げた時にその神がかり的なシンボルにもしかしたら触れたのではないか、あるいは雨上がりなら跳ねを飛ばしたのではないかという不安から何度も車を現場まで戻し、そこにシンボルがないかを確認したのです。

また、曲がり角に少し大きめの石があるだけでも駄目な場合がありました。私は石にもなんとなく神がかり的なものを感じる場合があり、その石をかすめたかもしれないという不安から車を戻したこともありました。

歩いている時に戻ることは比較的簡単ですが、車に乗った時に戻るのは本当に大変です。

一方通行を逆走するわけにもいかないので、グルッと周囲を回ってこなければいけないからです。

今ではそれらについて、どのように考えているかと言いますと、もし仮に曲がり角に神がかり的なシンボルがあったとしても、そんなにきわどい所に置いているほうが悪いと考えられるようになっています。

また、仮に触れてしまったとしても何も起こらないとも考えられるようになっています。

確認（コンセント・カギ）

これも私の体験です。私は一時期コンセントを抜いた後、先の金具の部分が非常に気になったことがありました。

電気のコンセントをプラグから抜いた後、どこに置いていいかわからなくなってしまったのです。先の金具を畳の上やフローリングの上に置くと、そこから出火してしまうような気に駆られたからです。どこに置いても駄目なのです。唯一何かにコードを引っ掛けて、先を床につけずに空中に垂らしておけば少し安心できましたが、全部のコンセントをそんなふうにするわけにもいかず、何度も床に置いては持ち上げることを繰り返していた時がありました。

一体どこに置けば良いのかと気が狂いそうになったものです。その時は、結局どこにどんな置き方をしても絶対安心なんか得られないということがわかりませんでしたので、必死になって無意味なことに長時間費やしていました。どうも先の金具の部分に電気や熱が残っているような気になっていたのだと思います。とにかく出火を非常に恐れていました。出火を恐れるのは誰でもそうだと思いますが、我々強迫性障害の人たちの恐れ方は行きすぎているのだと思います。

後は玄関や家の中の窓のカギもよく確認しました。

出かけようとして、玄関のカギを閉めた途端、家中のカギを閉めたかどうかが非常に気になり、再び家の中にカギを開けて入ったことも何度もありますし、今確認してきたばかりなのにまた出かけようとすると不安に駆られるのです。

玄関のカギも本当にかかっているかドアノブを何度もガチャガチャ回してみたり、数メートル歩いたところまで行ってまた玄関に確認のため引き返したりしていました。

とにかく普通の人よりも何をするにも時間がかかって仕方がない状態でした。

●確　認（ドア）

これは、Cさんという方の症例です。

Cさんは、玄関のドアにカギをかけたかどうかはもちろん、カギがかかっていても泥棒に入られるのではないかという強迫観念に駆られていました。

カギをかけた後、ドアノブをガチャガチャ動かす、カギ穴から中を覗き込もうとする。そして、Cさんはドアにしても戸にしても閉めてカギがかかっているからといって、まったく隙間が空いていないわけではないことに気づいてしまったのです。

そこでCさんは、その僅かな隙間から泥棒が入るのではないかという強迫観念に駆られ、実際にその隙間から人が入れないものかと真昼間に実験をしたのです。

その僅かな隙間に自分の頭を入れようと（入らないことを確認するために）ドアに必死で頭を突きつけたそうです。そこまでしなければ納得ができないのです。あるいはそれでも納得ができないのです。

そんなことをすれば、Cさん自身が泥棒に間違われてしまいます。他人から見れば、明らかに怪しい人物でしょう。誰がその家の住人だと思うでしょうか。どう見ても泥棒か怪しい人物にしか見えないはずです。

にもかかわらず、脇目も振らず、Ｃさんをそのような行動に駆り立たせるのが強迫性障害の姿なのです。

後で振り返ってみると、なんて馬鹿なことをしていたんだと思えるのですが、その時はそうせざるを得ない衝動に駆られるのです。

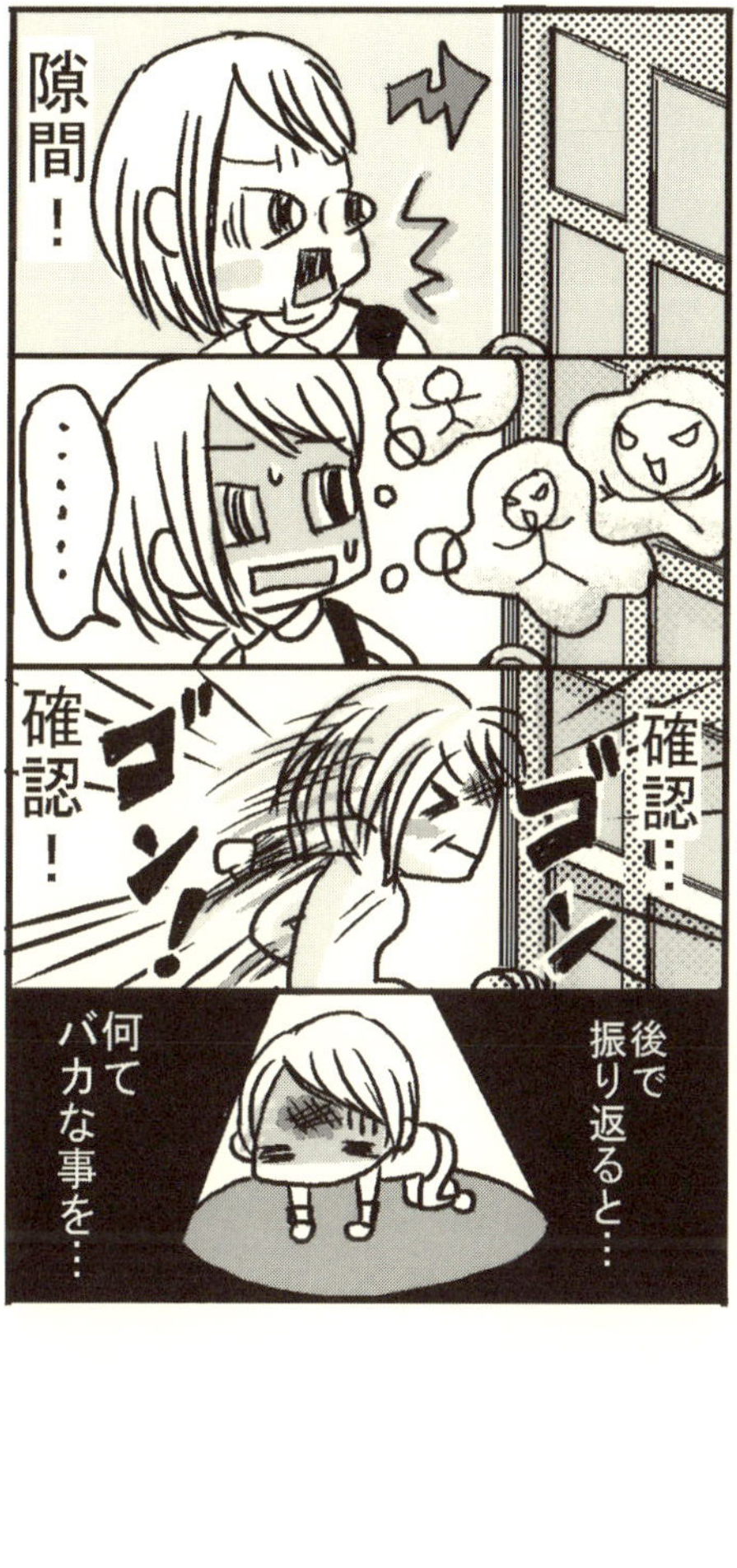
隙間！
……
確認…
ゴン！
確認！
後で振り返ると…
何てバカな事を…

神仏（お寺）

これは私がまだ結婚をする前の話です。彼女とデート中に私たちはあるお寺に立ち寄りました。境内で手を合わせ、本堂に背を向けた瞬間、屁が出てしまったような気がしました。本当に出たかどうかは定かではありませんが、そうなってしまうともう出たかどうかではなく、出ていたら大変だということしか考えられなくなるのです。

本堂にお尻を向けて屁をしてしまったかもしれないという恐怖感が全身に走りました。「しまった、せっかくデートを楽しんでいる時にえらいことになってしまった、どうしよう」と焦りました。

本当は本堂に向かって思いっきり謝りたい。でもそんなことはできない。一体どうしたものかと悩みましたが、とりあえず、本堂に背を向けたまま、しかも声には出せないので、囁くようにして謝りました。

でも、強迫観念はそんなことでは許してくれませんでした。「そんな謝り方で済むと思うのか、駄目、駄目、ちゃんと謝り直しなさい」と言ってきました。まあ、思っていた通りの展開でした。

強迫観念は常にその人にとって、最も過酷な要求を突きつけてくることを経験上知っていたからです。

正直「困ったなあ、彼女にバレずにうまく謝ることはできないか」とそのことばかりが私の頭を占領しました。もうそうなると話にも集中できません。それ以外のことを考える余裕がまったくなくなってしまうのです。

そのまましばらく私たちは歩き続けましたが、運よく公衆トイレがあったので、私は一人になれるチャンスだと思いました。私は自分の用は目一杯早く済ませ、トイレの外へ出て、観光客が一杯いる前で直立不動になって、先ほどのお寺があると思われる方向に向かって必死になって謝りました。この際、彼女にさえ見られなければ他人である観光客たちにはどう思われようとも良いと開き直っていました。

何とかその「謝罪」は成功し、その場は事なきを得たのです。

でも今から考えると、屁が出ていたかどうかはわかりませんが、仮に出ていたとしてもお寺がそのことに対して怒るとはとても思えないので、虚しいことをしていたなあとつくづく思います。

神　仏（自殺寸前）

これはAさんの話です。

Aさんは、常に神様を冒瀆するようなイメージばかりが頭に浮かび、そのことで頭が一杯の状態が長く続いていたそうです。「本当は、神様のことを大事に思っているのになぜこんな変なイメージばかりが浮かぶのか」と頭を悩まし続け、苦しみに苦しんだ挙句に自殺しようとしました。

Aさんは、ビルの屋上まで行き、飛び降り自殺をしようとしたのです。そして、正に飛び降りる寸前で踏みとどまったらしいのです。本当に踏みとどまってよかったと思います。

Aさんはそれ以降、ある意味開き直れたようなことをおっしゃっておられました。皆さんも絶対に自殺はしないでください。良くなれば本当に何でもなくなるものですから。

神　仏（お地蔵様）

これは、まだ私が社会人に成り立ての頃の話です。

私は当時、会社までは毎日自転車を使って通勤していました。その通勤途中にはたくさんのお地蔵さんがまつられていました。

私は、そのお地蔵さん一体一体に毎日必ず前を通る時は頭を下げて、「おはようございます」とあいさつをしていました。その数は結構な数だったので大変でしたし、正直苦痛すら感じていました。「なぜ私は毎日こんなことをしているのだろう、他の若者はこのようなことはまずしていないはずなのに……」と疑問に思いながらもやめられずにいました。

厄介なのは、あいさつした時に何か変な考えやイメージが浮かぶと謝らなければならないことでした。そして、謝った瞬間にまた変な考えが浮かぶと、もう一度謝らなければなりませんでした。それでしょっちゅう時間をロスしていたことを覚えています。何回も謝っていると、段々興奮してきて、余計に変な考えが浮かぶといった悪循環に陥っていました。

「えーい、いつまでもここに居られるか」と思い、思い切って振り切るようにその場を後にしますが、しばらく自転車をこぐと、無性に引き返したくなる衝動に駆られるのです。

「引き返して謝れ」という強迫観念が私を苦しめました。私はその声に何度も従い、せっかく会社に近づいていたにもかかわらず、お地蔵さんのところまで戻ったこともあります。何をやっているんだという呆れた気持ちと、どうしてもその声を振り切れない自分のもどかしさに腹が立ってさえいました。

もちろん通勤途中は一番顕著に現れたケースで、それ以外にも私が行くところすべてのお地蔵さんが対象でしたから大変です。しまいには、どこにお地蔵さんがあるかを殆ど暗記するくらいにまでなっていました。

車を運転している時でもあいさつはしなければいけませんから本当に大変かつ危険です。

ある日、友人のお母さんに「お地蔵さんて頭下げたら付いてきゃはるで」と言われ、恐怖におののいたことを覚えています。「付いてきゃはるてどういう意味？　俺なんか下げまくってるやん」と思いました。

これを機に頭を下げることはもうやめようと決心しました。しかし、やめようと決心するのは簡単ですが、いざ本当にお地蔵さんの前を何もせずに通過できるかといえば、急には無理です。怖くてできないのです。そこで私は、私なりに考えぬいた結果、家の中からすべてのお地蔵さんに向かって言いました。「私は今まで頭を下げてあいさつしてきましたが、たった今からもうやめますのでどうかご理解ください」と。

これは早速翌日から実行しました。最初はやはり、怖くてあいさつしそうになりましたが、何とか踏みとどまって何もしませんでした。すると、思っていたよりも早く特になんともなくなったのです。

これが、この強迫観念から解放された瞬間でした。

神　仏（お守り）

私はお守りにも随分苦労した時がありました。

私は基本的にはお守りは持たない主義なのですが、昔は自家用車の車内に人からもらったお守りをつけていました。その時、そのお守りが気になって仕方がなく、最後はお寺か神社に持っていったのです。

と言いますのも、二つお守りがついていて、一つはマグネットでダッシュボードの上に立てておくタイプ、もう一つが吸盤でガラス面に貼りつけるタイプだったのですが、まず立てておく方のお守り（形としてはごく小さなトロフィーのようなもの）には棒の中段上部分にヒモがつけられていて、そのヒモの閉め具合が気になって仕方がなかったのです。

ヒモは締めたり緩めたりできるのですが、締めすぎると、お守りが苦しんで（ちょうど首元くらいに当たるため）いるような気になり、緩めると今度はだらしなく見えてまた締め直すといった作業を延々と繰り返していました。

当然、ものすごく苦痛でたまりません。道端に車を停めて、人にわからないように必死になってやっていました。一体いつになったらやめられるのだろうとものすごく悲しい気持ちになっていました。

結局締めても緩めても気が済まず、どこまでやっても納得が得られないのです。

もう一つの吊り下げタイプの方は、車が揺れるたびに、ガラス面にお守り本体がぶつかることが嫌でたまりませんでした。こちらも、お守りがぶつかる衝撃で痛がっているのではないかという観念が私の中にあったため、苦痛で仕方がなかったのです。

ガラス面にお守りが当たるたびに私はお守りに対して謝っていました。しかも運転中にです。今から考えると非常に危ない運転をしていたと思います。

強迫性障害の恐ろしいところは、本当に危険なことを省みることはせず、自分の不安を打ち消すことばかりに気を取られてしまうことなのです。

私はある日友人に聞いてみました。ちょうど友人の車にもたまたま助手席側にお守りが吊り下げてあったので、私は友人に「こういうお守りってすごく気にならない？」「例えば何かの拍子に足が当たってしまった時とか」と言うと、友人は「全然大丈夫やで、ほら」と言って、お守りを触りまくっていました。私は「ああ、これが普通なんだろうなあ」と思いました。

結局、その時はあまりにもお守りが私にとって苦痛で仕方がなかったため、冒頭のようにお寺か神社に持っていきました。

今ではもしお守りをつけていてもそんなに気にならないとは思いますが、それ以来私はお守りは持っていません。

●不潔・疾病

これは既に70歳を超えているのではないかというEさんの話です。

この方は、エイズ恐怖症といってもいいほど、エイズウイルスに感染することを極端に恐れておられました。様々なものに触ると、エイズに感染するのではないかといった恐怖心から触れないものが多かったり、触った場合は直ぐに手を洗ったりで大変な生活を強いられているとのことで、とにかくエイズが怖くて仕方がないとおっしゃっておられました。

こんなことを言っては大変失礼かと思いますが、70歳を超えていてもやはり怖いものは怖いのでしょう。エイズウイルスは感染しても通常直ぐに発症するものではないと言われているので、仮に70歳で感染したとしてもそれが原因で亡くなるよりも他の病気で亡くなる可能性も十分に考えられます。それでもやはり怖いものは怖いのです。

私は、「恐れられているほど簡単には感染しませんよ、手も殺菌作用のある液体石鹸などで洗っておけば十分だと思います」と申し上げましたが、どこまで不安を軽減できたかはなかなか難しいところだと思います。

災　害

これも比較的年齢の高いBさんの例です。

Bさんは、かれこれ30年以上も強迫性障害に悩まされ続け、家庭も崩壊しそうですといった手紙をくださった方です。

つい最近私の本の存在を知って、自分が今まで悩まされ続けてきた症状を少しは客観視できるようになったとのことでしたが、依然タバコの火の不始末が原因で火事になることが異常に気になったり、布団のしわから火が出るのではないかといった症状に悩まされているそうです。

これまでにも医者にかかったことがあるらしいのですが、その医者からは、「強迫性障害は一生治らないよ、最後は部屋の片隅にうずくまって動けなくなる」などと言われたそうです。信じ難い話ですが、中には本当にこんな医者がいるのかもしれません。あるいはどこかの相談所に電話した時に、布団は干せばいいと言われたそうです。そこでBさんが、では雨が降った場合はどうすればいいのですかと言ったところ黙り込まれたそうです。

何か問答のような話ですが、確かに布団を干しても根本的な解決にはならないでしょう。それは単なる気休めにしか、あるいは気休めにもならないかもしれません。

問題は、しわを伸ばすことではなく、しわをそのまま受け入れることができるようになるというところにあるからです。

Ｂさんは、強迫性障害が原因で会社も辞め、家族とも少しうまくいっていない様子です。奥様の気持ちもわかります。仕事を辞め、収入がなくなってしまうのですから。Ｂさんだけに限らず、強迫性障害が原因で夫婦仲が悪くなったり、家族の気持ちがバラバラになることは比較的考えられることだと思います。

この難しい病気は、お互いがなかなか理解し合えないところが多いからだと思います。この点で気をつけていただきたいことについては、後ほどＱ＆Ａのところで説明します。

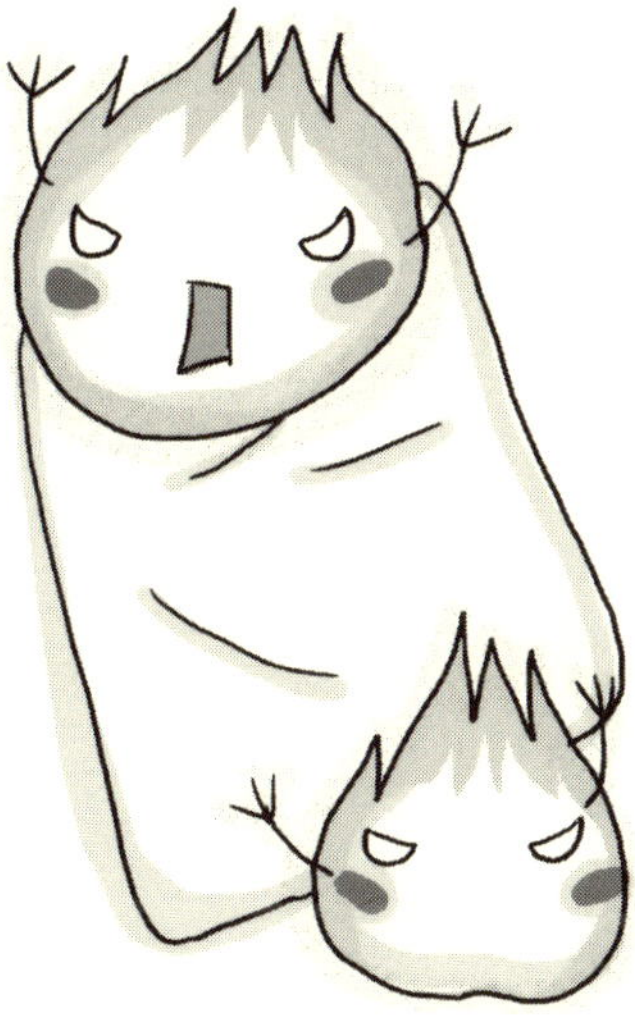

不潔・手洗い

これは、私が観たある映画の話です。その映画とはご存知の方もいるかもしれませんが、「恋愛小説家」というタイトルで、主人公の名前や配給会社、どこの国の映画（日本映画ではありません）かなどは忘れてしまいましたが、とにかく主人公が強迫性障害の症状を持った姿を描いた非常に稀な映画です。

主人公は、恋愛小説の作家で、中年の独身男性ですが、とにかく不潔を恐れて一日中手を洗いまくっているのです。

毎回、手を洗う時は、新しい石鹸を丸々一個使用します。全部を使いきるのではなく、途中でも残りはすべてゴミ箱にポンと捨ててしまうのです。また、恐ろしいことに洗う湯は非常に温度が高く、水道からはものすごく熱そうな湯気が上っていました。この主人公は小説家としては成功しており、経済的には比較的裕福な設定がしてあったので、石鹸の異常な無駄遣いも妙に納得がいったものです。

また彼は、食事は近くのレストランでするのですが、毎回必ずマイフォークとマイスプーンを持参して食事をしていました。レストランにあるフォークやスプーンは絶対に使わないのです。大事そうに自分のフォークとスプーンをハンカチにくるみ、毎回必ずそのフォークとスプーンで食べていました。

よほど、外の食器、特に直接口に触れるものを汚く感じていたのかもしれませんが、傍から見れば異常とも思える行動です。でも、本人はさもそれが当たり前のように振る舞っていました。

一般的にはあまり知られていない映画だと思いますが、本当に強迫性障害のことをメインテーマにした非常に珍しい映画だと思います。もし、よろしければ一度ご覧になるのも何かの参考になるのではないかと思います。

同じように、手洗いを繰り返し行っている人もきっとたくさんおられることかと思いますので、観られたら他人事とは思えないのではないでしょうか。

とにかく手の洗い方、特に熱湯に近いようなお湯で洗うことと、石鹸を毎回一個捨ててしまうシーンが非常に印象的でした。

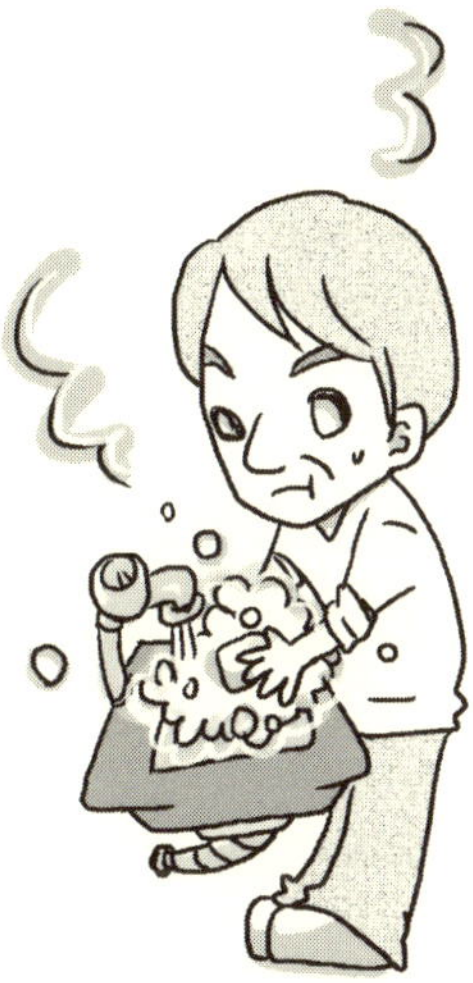

数字・数

今度は世界的に有名な人の話です。これはご存知の方も多いかと思いますが、イギリスのサッカー選手として最も有名といっても過言ではないデビッド・ベッカム選手の例です。彼は自分が強迫性障害であることを世間に公表しています。症状としては、何に対しても数に非常にこだわるそうです。例えば、冷蔵庫の中にある飲み物のビンやカンなどの数が奇数だとたまらなく不快になり、直ちに偶数に合わせて左右対称に並べるなどの強迫症状があるらしいのです。

奥様も最初は奇妙なことをする人だなと思っていたみたいですが、今では理解をしているそうです。このほかにもおそらく様々な症状を持っているのではないかと思いますが、私が今までに知った情報の限りでは、上記のような症状しか知ることはできませんでした。

ベッカム選手のような有名な人が、強迫性障害であることを公表することは非常に稀だとは思いますが、もしかしたら、他にも有名人で強迫性障害の症状を持っている方もいるかもしれません。逆に言うと、いてもまったく不思議でないくらいこの病気を抱えている人は多いと私は思っています。

他人の視線

これはあるＩさんという方の訴えでした。

Ｉさんは、人と話をする時、相手の顔を見て喋ることができない、少しでも見て喋ろうとすると、顔が一瞬にして真っ赤になるので困っているということでした。特に相手の目を見て喋ることができないとおっしゃっていました。

その話を伺ったのは、ある場所に私が強迫性障害のことで話をしに行かせていただいた時のことで、そこには他にも強迫性障害に悩まされている方がいましたが、Ｉさんはそんなみんなの前で立ってはっきりと私に伝わる声で症状を打ち明けられました。

それを聞いていた私は、今緊張しながらも皆さんの前でこれだけしっかりと喋れたじゃないですか、言いたいことは伝わっているし、それでいいんじゃないですか、と申し上げました。

しかし、今から考えると、そこには同じような症状で苦しんでいる人ばかりだという状況下であることを私は少し見落としていたように思います。少なくとも普段の一般的な状況よりは話しやすかったのではないかと思われますので、Ｉさんが果たして他の場面でも同じように喋れるかどうかはわかりません。

その辺のことをもう少し伺ってあげられれば良かったのにと今では思っています。

でも、私個人的には、人前で何もあがらず、ジョークなども交えて、流暢に話す人よりも恥ずかしがりながら、時には言葉につまりながら話をする人の方が人間味があって良いのではないかと思います。あまり上手く喋りすぎる人ってどことなく嫌らしさすら感じてしまう時もありますので、不十分ながらでも赤面しながらでも、自分の言いたいことが相手に伝わればそれで十分だと私は思っています。

思い込み・錯覚

これは、Dさんの例です。

Dさんは、マンションに暮らしているのですが、ゴミをマンションの共同ゴミ捨て場に持っていく際に困っているとのことでした。

そのゴミ捨て場には扉がついているのですが、ゴミをその中へ入れて、扉を閉める瞬間に誰かをそこに閉じ込めたような気になるので、何度も扉を開け閉めして確認をしなければならないとのことでした。

実際にはもちろんそこには誰も入っていないのですが、なんとなく入っているような気になるのです。私も似たような経験があるので非常によくわかる話です。

でも、これでは毎回ゴミを捨てに行くことが苦痛で仕方がないと思います。家族の誰かに代わりに行ってもらえる時は持って行ってもらっているとのことですが、自分が行かなければいけない時は怖くてたまらないとのことでした。

私はＤさんに、「病気のせいで、なんとなくそう思えるだけで、実際にはそこには誰も入っていませんから、無視して扉を閉めても大丈夫ですよ」と申し上げましたが、Ｄさんは非常に不安そうでした。

確かに「大丈夫ですよ」と言われても、にわかには「そうか」とはならないと思いますし、Ｄさんが不安そうにしているのもわかります。これは、非常に難しいことですが、どんなに気になっても扉を一回だけしか閉めないと決めて、実行するしか治す方法はないと思います。ゴミを捨てに行く度に、扉を何度も開閉していると、絶対次もそれをやらなければ気が済まないようになるからです。気分が大丈夫と思ってからやめられれば確かに楽ですが、残念ながら順序は逆なのです。

気持ちの悪さを何回も我慢することによって、徐々に気持ち悪さから解放されるのです。

不安定な感覚

これも私がまだ社会人として間もない頃の職場での話です。

オフィスの椅子は、油圧式で高さを調節するのですが、腰痛を持っていたことも手伝って、何度椅子の高さを調節しても気に入らないので困った時がありました。

油圧式だからというわけではないかもしれませんが、微妙な調節がなかなかできないのです。高いなと思って少し下げると、低いなと思いまた再び上げる、すると今度は高いなと思うといったことを約半日やっていました。

それもできるだけ周りに気づかれないようにやらなければいけないので、本当に大変な作業でした。自分でもおかしいことをしているという認識はあるので、コソコソやらなければいけません。

本当は適当な高さで良い意味での妥協をしなければいけなかったのですが、その時はもう気分が興奮してしまっているため、そんなことを考える余裕がまったくありませんでした。もちろん仕事にも集中できません。仕事をやっているようなふりをして実は椅子のことしか頭にないのです。

これは、非常に単純な例ですが強迫性障害の基本的なところを理解するにはわかりやすい例だと思います。と言いますのは、強迫観念というのは、いくら強迫行為（この場合、椅子の調節）を行っても、絶対これで良いといった納得や安心が得られない性質のものだということを如実に物語っているからです。

この基本ベースは、一見どんなに複雑な強迫性障害でも同じだと私は考えています。この性質を常に心に留めておくだけでも、少しは強迫観念に対する対応が変わってくるのではないかと思います。

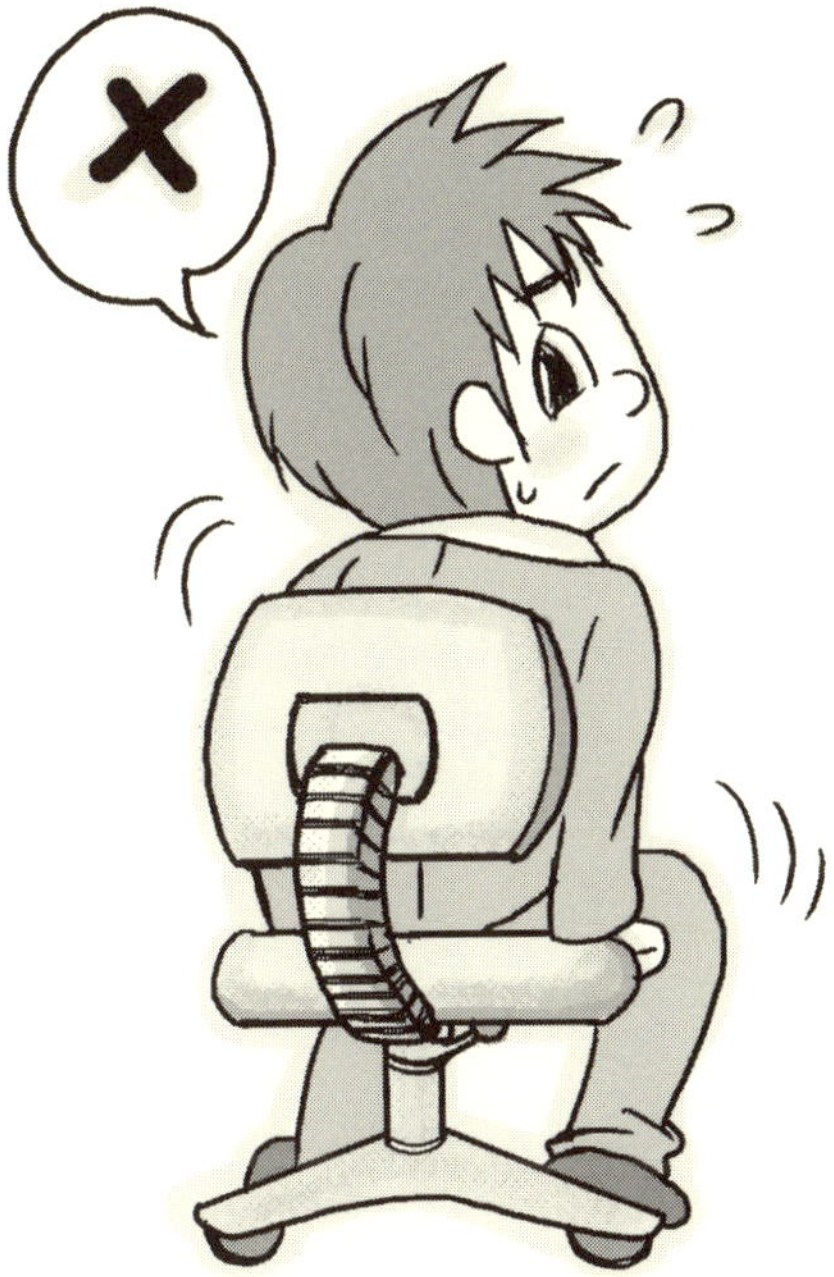

第2章　強迫性障害Q＆A

Q1：強迫性障害は治りますか？

A

どの程度をもって治ったかという判断にもよりますが、生活にまったくといっていいほど支障がないようになることは可能だと思います。

治ったといっても、強迫性障害ではない健常者のように強迫観念がまったく浮かばなくなるとは少し考えにくいですが、それらにまったく振り回されないようになります。

したがって、強迫性障害は治ると思っています。

第1章のBさんのケースのように、医者から「治らない」などと言われている方がもしかしたらいるかもしれませんが、そんな絶望的なことを考えても仕方がないと思いますし、絶対に希望を失わずに頑張って闘ってほしいと思います。

私も約20年前に個人で開業している精神科を訪ねたことがあります。ちょうど亡くなった母親が戸に挟まるイメージがして何度も戸の開け閉めを繰り返していた時です。クタクタになった私は藁をもすがる思いで近くの精神科を訪ねました。約20年前なので仕方がないかもしれませんが、医者も何だかよくわからない、そんなこと聞いたことがない、精神安定剤を出しておくから飲んでみてくださいというものでした。

医者の対応にガッカリした私は、試しにその安定剤を一錠だけ飲んで後はすべて捨ててしまいました。こんな錠剤でこのような不可解な症状が治まるとはとても思えなかったからです。

でもその医者の唯一良かった点は、「強迫観念」という言葉を口にした点でした。その時は特に気にも留めませんでしたが、後にこの言葉が、私の症状は私だけに起こっていることではないということを本屋さんで知ることができるきっかけになったからです。

そこから私の症状が一気にとはいかないものの、良くなっていったと言っても過言ではないと思います。

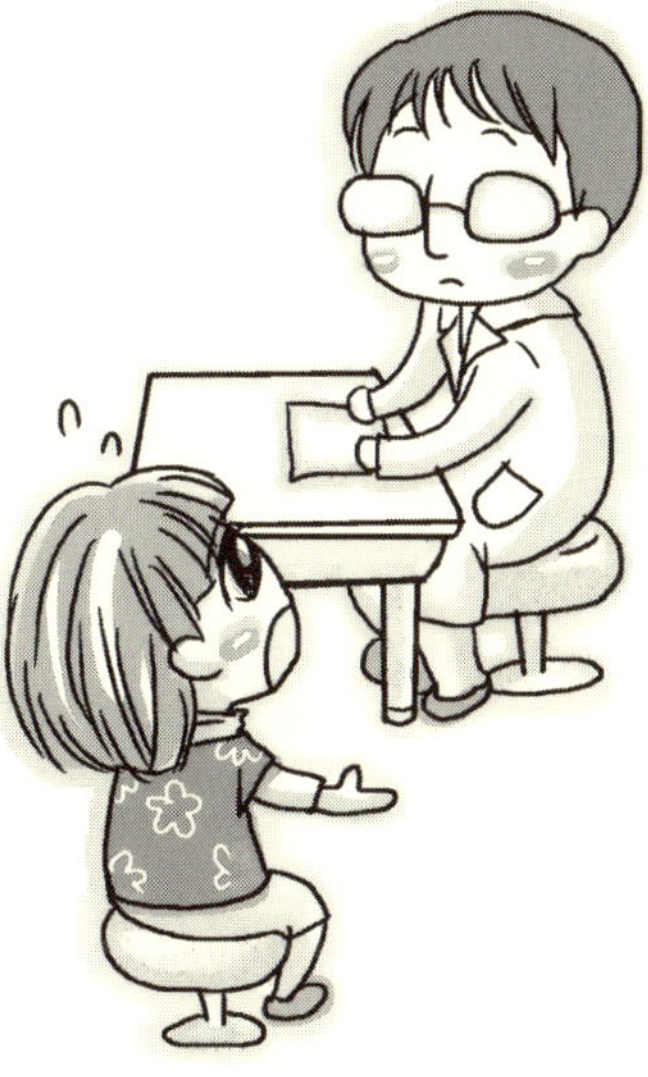

Q2：強迫行為はやめられますか？

A　やめられます。但し、これは生半可な覚悟では難しいことも事実です。相当な覚悟をしなければ、強迫観念も全力で迫ってきますから、打ち勝つことは難しいと思います。

できれば、そばで恐怖心を客観視してくれるアドバイザー（医師や家族など）のような存在があればより克服しやすくなることは確かだと思います。一人でこの作業をやると、どうしても恐怖心に打ち負かされてしまい、再び強迫行為を行ってしまう可能性が高いからです。でも、中にはどうしても一人でやらなければならない人もいますよね。そういう人は例えば励みになる強迫性障害の本を何度も読み返すとか、一時的に自分の思考を停止して、これは病気なんだから強迫観念の言うことなんか聞く必要はまったくないと自分に何度も言い聞かせることです。そして、その場から離れることです。

また、なんとなく、もしかしたら、かすかながらでも大丈夫かもしれないと感じたら大丈夫なんだと割り切ることを心がける。迷ったら絶対に強迫行為はやめると心に誓うことです。

医師に励ましてもらうのも一つの方法ですが、これはなかなか難しい側面もあります。いつでもどこでも医師の判断を仰ぐことは難しいと思います。もちろん限られた面談の時間内でしか相談を持ちかけることはできませんし、正に今、強迫観念に攻撃をかけられて、強迫行為をしようかどうしようか迷っている時にいつでも医師に相談できるわけではありません。面談の時間にしても一人当たりの時間は非常に限られていますし、タイムリーかつ十分なアドバイスがもらえるとも限りません。

そこでできれば家族の協力がほしいところなのですが、これも実際はなかなか皆さん苦労しておられるようです。

なぜなら、この不可解な病気は家族といえどもなかなか理解してもらえないからです。健常者からすれば考えられないナンセンス（本人もナンセンスなことはわかっているのですから）なことばかりを患者が言ったり、強要したりするのですから家族もどうしていいかわからないこともある程度仕方がないと思います。

ここで、家族がどれだけ強迫性障害のことに理解を示し、協力的な態度になってくれるかどうかがものすごく大きな分かれ目になると言っても過言ではないでしょう。家族がまったく協力してくれなければ、治るものも治らなくなってしまいます。ここで私は家族の方、患者さん本人に言いたいことが一つずつあります。

まず家族の方には、決して患者さんを焦らせたり、強く迫ったり（ただでさえ本人は強迫観念に迫られているのですから)しないであげてくださいということ。あなたはおかしい、だから協力できない、そんなの気のせいだからもうやめなさいなどと強く言わないようにしてくださいということ。本人もおかしいことは重々承知しているところへ家族が無理解なことを言うと患者は絶対反発したり、強く落ち込んでしまったりしてしまいます。

そして、言い争いとなり、家族が崩壊してしまったりしてしまうことにもなりかねません。気をつけてください。

先ほどのBさんも強迫性障害のせいで家庭がおかしくなっていると言っていました。多分Bさんの症状や訴えていることなどが、ご家族にはなかなか理解できない、あるいはある程度理解していても腹が立ったりするのかもしれません。

それから患者さん本人は、自分がつらいからといって、その鬱憤を家族の方に当たり散らしたりしないでください。もちろん暴力を振るうなどはもってのほかです。偉そうに家族に協力を迫ってもいけません。自分の病気のせいで、家族にも迷惑をかけているかもしれないのだからやさしく理解を求めるように家族に接した方が良いと思います。

要はお互いが、できるだけ感情的にならずに落ち着いて対処しなければならないということです。強迫性障害のせいで、お互いが感情的になって、家族間で争うなんてもったいないことです。所詮、強迫性障害なのです、ウソなのです、だからこんなことで家族が振り回されてはいけません。

いずれにせよ、周りに協力者がいるかどうかは別として、強迫観念に攻撃をかけられて、強迫行為をしようかどうしようか迷っている時は、どうか一呼吸置いて、落ち着いてから対処してください。パニックになっては絶対相手（強迫観念）の思う壺にはまってしまいますから。

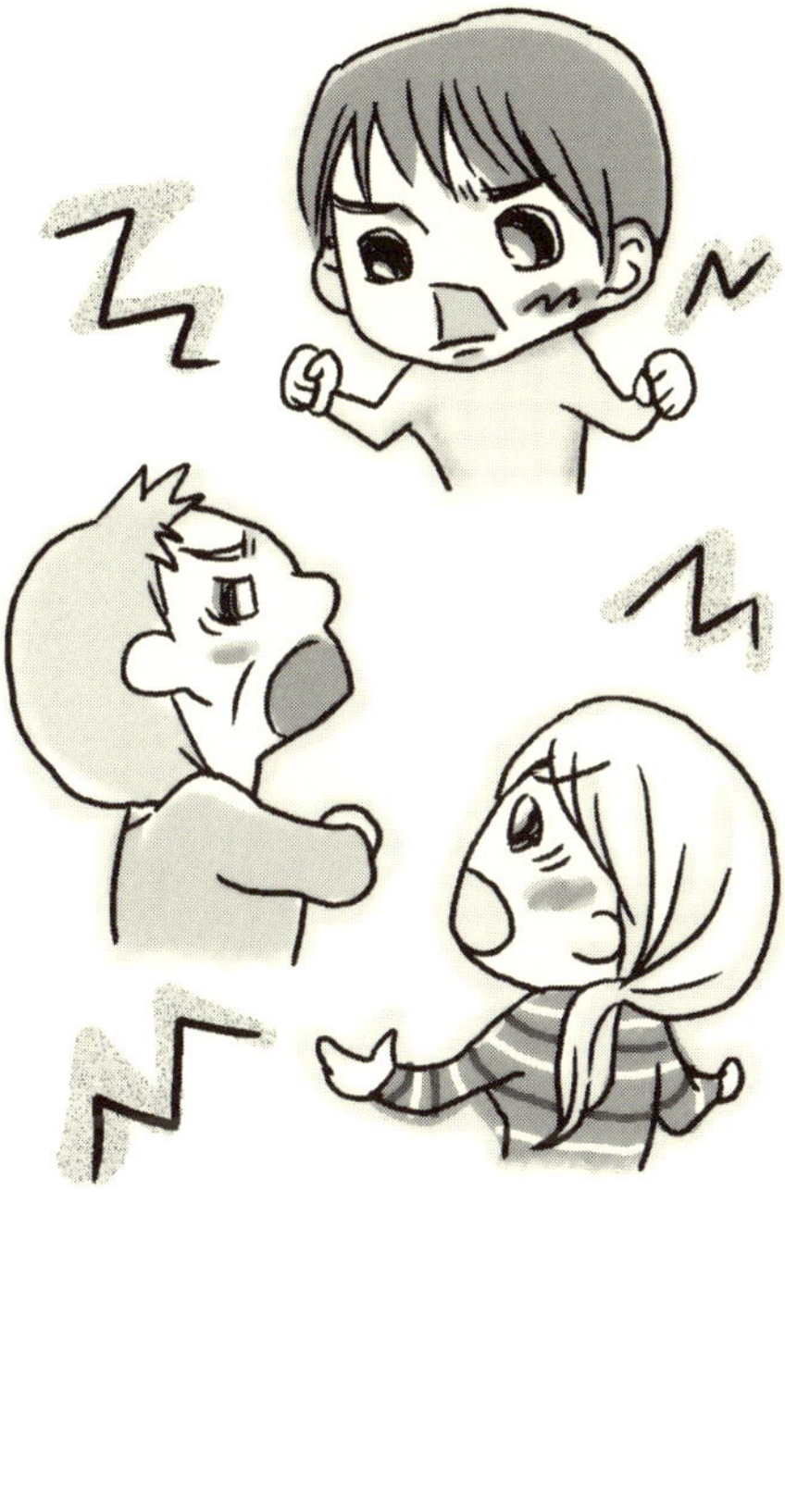

Q3：強迫観念は一体どこからくるのでしょうか？

A　強迫観念は本人の脳内から発せられていると私は考えています。強迫観念に襲われている時は、何か第三者が迫ってきているように感じたりしますが、それは錯覚で、あくまでも発信者は自分自身だと思います。

こんなにひどいことを自分自身で言うだろうかと思いますが、では、自分にとってそれだけひどいと感じることを一体他の誰が知っているでしょうか。あくまでも自分自身の脳内のある部分から発せられていると思われます。

私も随分自分の思いとは裏腹のことばかりが頭に浮かびました。大切に思っている人に限って、その人にとって不都合なことが起こるといった考えが浮かぶのです。

第1章の症例集の冒頭に書かせていただいたFさんもそうです。彼は、会社のお得意様の中で日ごろ世話になって大切だと思っている人ほどその人を冒瀆したような考えが頭に浮かんで困っているとよく言っています。

本当はその人のことを好きなのになぜこんな嫌なイメージばかりが頭をよぎるのですか？とFさんから言われますが、好きだから、大切だから逆に変な考えやイメージが浮かぶのですよ、と私はいつも言っています。

どうでもいいと思っている人は、所詮どんなイメージが浮かぼうとも気にならないから浮かばないのです。これが強迫観念の性質でもあるのです。この性質を心に留めておくことはとても重要だと思います。

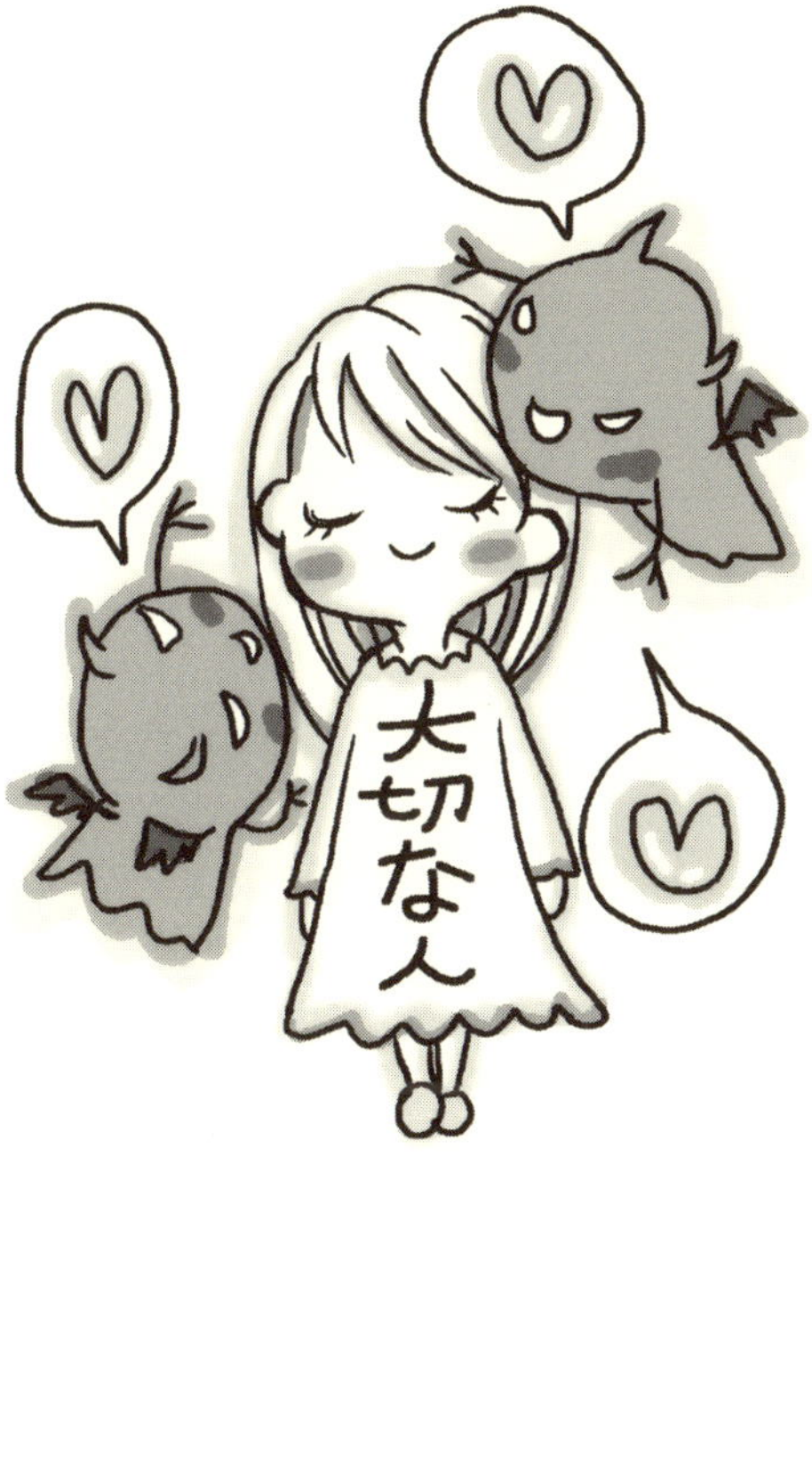

Q4：強迫性障害は何かの呪いか祟りか、それとも前世の行いが悪かったからなるのでしょうか？

A

まったく関係がありません。強迫性障害は呪いでも祟りでもありませんし、前世の行いが悪かったからなるわけでもありません。先ほども申しましたように、脳の機能が故障しているために起こることだと思いますので、そのようなこととは関係ありません。

仮に前世の行いが悪かったからなるとしても、前世の行いなんて誰も覚えていないのですから、そんな罰を当てられても意味がないと思います。「ああ、自分は前になんて悪いことをしたんだ」という明確な記憶でもあるのならそれも意味のあることかもしれませんが、そんな考えはまったくナンセンスです。

それに、この世でも信じられないくらい悪い行いをしている人もたくさんいますが、その人たち皆がその報いを受けていると思いますか？　悪い人でものうのうと生きている例はいっぱいあると思います。

強迫性障害はバチなどとは関係ありません。医学的な病気だといわれています。これをいうとその病気になったことがバチなのではないかと疑う人もいるかもしれませんが、それも違うと思います。

強迫性障害を治そうとして、藁をもつかむ思いで、お祓いなどを受けている人もいるかもしれませんが、それも必要のないことだと思います。それよりも強迫行為をやめることの方が重要だと思います。

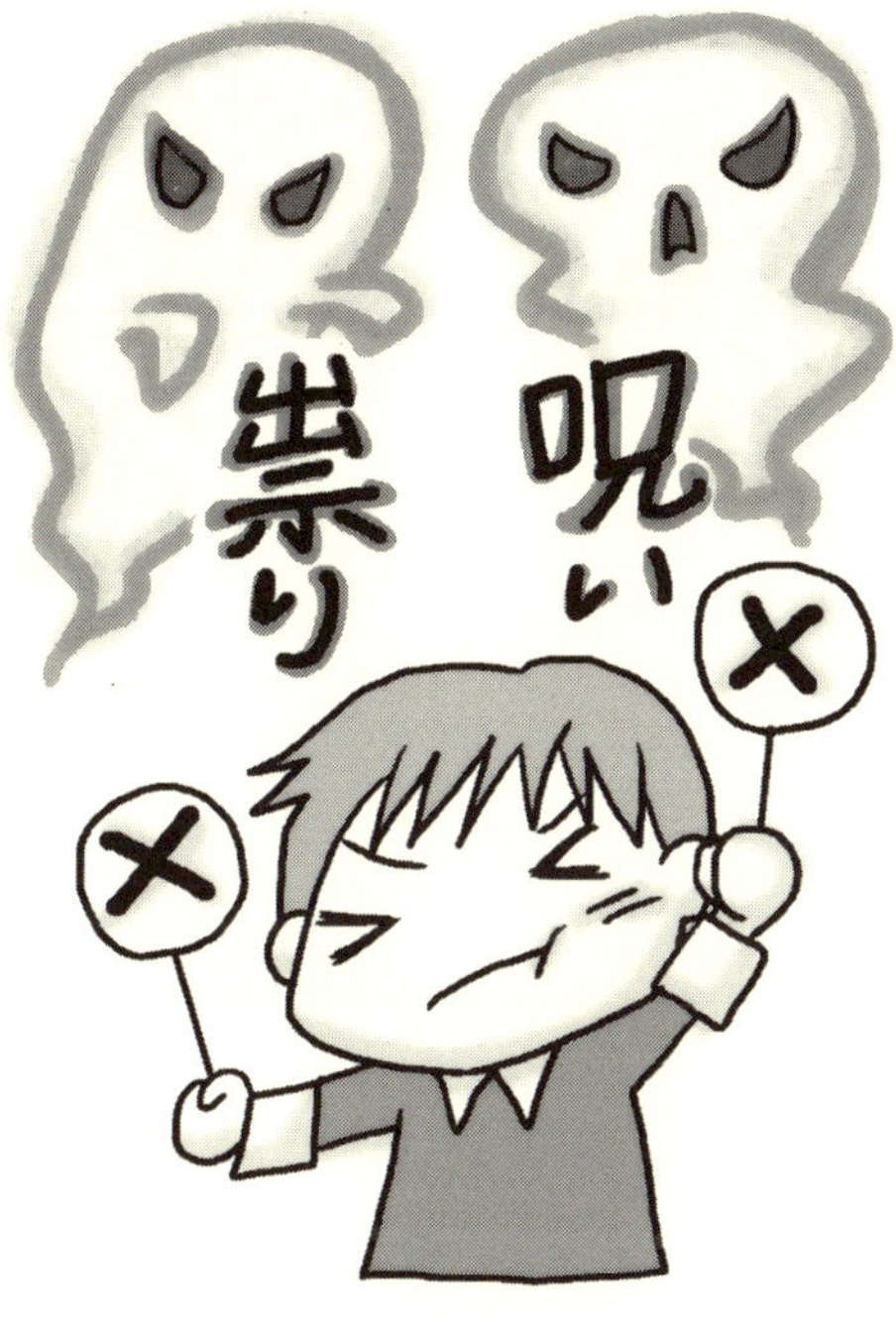

Q5：症状がとてもひどくつらいので、死んでしまいたいのですが

A　絶対に死んではいけません。症状がひどく、つらい時は正に生き地獄ですから、死にたくなる気持ちもわかります。こんなつらい状況では何をやっても楽しめないし、この先も真っ暗なのではないかと思ってしまうのも無理はありません。

しかし、強迫性障害は本人の誤解さえ解ければなんてことはなくなるものですから、こんなことで死んではいけません。必ず後悔します。

良くなれば、「ああ、こんなことで本当に死ななくて良かったなあ」と思えるものですから。

症例集のところのAさんのように、自殺寸前で踏みとどまって、今は回復して普通に生活している方もいます。したがって、何度もしつこいようですが、自殺はしないでください。

Q６：薬で強迫性障害は治りますか？

A

ちなみに私は薬によって強迫性障害を克服したわけではありませんが、一般的に薬の効き方には個人差があると言われています。効く人もいればまったく効かない人もいます。しかし、いくら効くといっても飲んだからといって、直ぐにつらい症状が消えてなくなることはないと思います。そんな魔法のような薬は残念ながらこの世には存在しません。

長年、薬を飲み続けているのに一向に良くならないという話はよく聞きます。先ほどのBさんも長年薬を飲んだが良くならなかった、副作用もつらく体に合わなかったとおっしゃっていました。確かに薬によって症状が緩和されたり、なんとなく気が楽になることはあると思います。脳の機能が故障しているのですから、その部分に作用する薬を飲めば効いてくるというのもうなずける話です。これは、化学物質の力で物理的に治す方法ですね。

でも、私は個人的に薬で強迫性障害を完治することは非常に難しいと考えています。なぜなら、強迫性障害の正体を理解し、自分の力で克服するのではなく、薬の力を借りて一時的に症状を緩和しているだけのようにしか思えないからです。したがって、飲んでいる間は良いが、薬をやめた時にまた症状がぶり返してしまう危険性があると思われます。

強迫観念は、何度もしつこく襲ってきます。そんな時、またふと強迫行為を一回行ってしまうと、強迫性障害は舞い戻ってきてしまう可能性があるからです。

つらい時は薬の力を借りるのも大いに結構だと思います。強迫性障害は非常に手強い相手です。使えるものは何でも使うべきだと私は考えています。しかし、薬に魔法のような効果を期待するのはやめておいた方が良いと思います。

それよりも、自分の行動を変化させる(具体的には皆さんそれぞれの気になっている強迫行為をしないことです)ことによって、脳の機能を改善する方法をとる方が賢明と言えるでしょう。その方が、薬よりもより根本的な解決につながると思います。

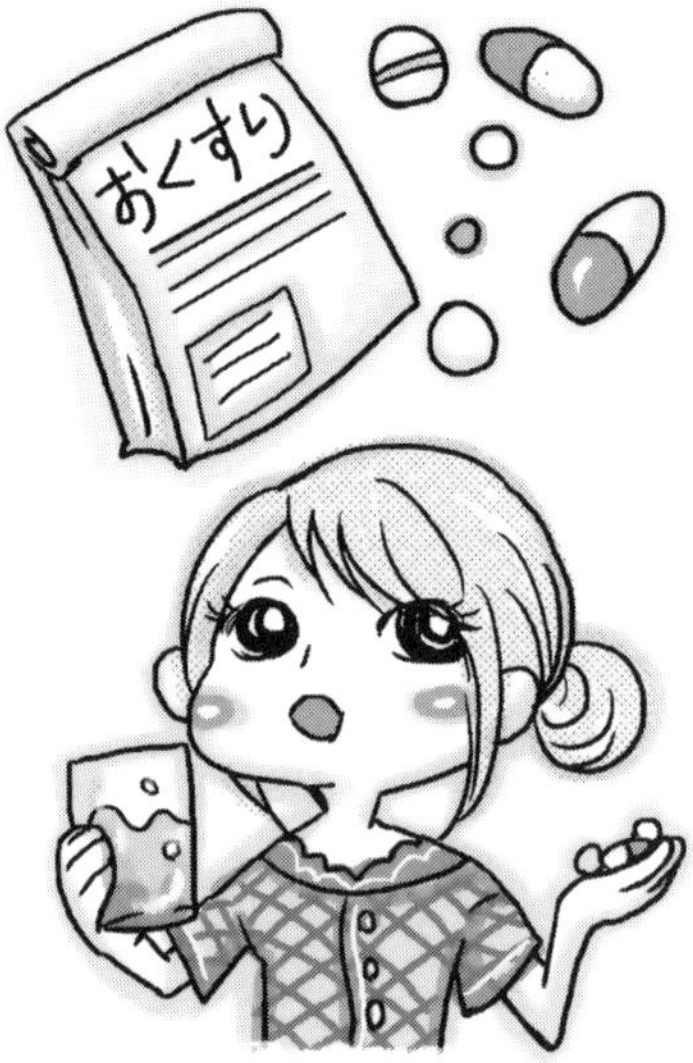

Ｑ７：日常生活でどんなことに気をつければ良いでしょうか？

Ａ　うつ病を併発していないのであれば、忙しく日々を過ごすことは決して悪いことではないと思いますが、忙しくしているから強迫性障害に襲われないとは限らないと思います。どちらかというと、暇にして考える時間がたっぷりあるほうが危険性が高いと思いますが、一概に忙しくしているから良いとか暇だから悪いといったものでもないと思います。どんなに忙しい状態でも強迫観念は襲ってきますし、何をしていても気になって仕方がないということはあります。

昔、まだ格闘技のＫ－１が始まって間もない頃に、友人とチケットを取り、観に行く機会があったのですが、私はその日のしかもこれから会場に向かう電車に乗ろうという時に強迫観念が浮かび、そのことが気になって結局試合中も気になったまま心から観戦を楽しむことができなかったことがあります。ものすごく楽しみにしていたことを体験していても、強迫観念のことは忘れられなかったということです。

ただ、暇で考える時間がたっぷりあると、どうしても頭の中で強迫観念の相手になってしまいますから、症状が堂々巡りをして、より悪化してしまう可能性が高いと思います。したがって、できれば普通に仕事や家事をして、適度に体を動かしている方が良いと思います。

後は、できるだけ全般的に焦らないことです。焦った状態では、人間の思考回路は混乱してしまうことが多いものです。ただでさえ強迫観念に襲われて気が動転している時に、焦れば症状を一気に悪化させてしまいます。そんな時は、無理やりでも良いから一呼吸置くなり、深呼吸をするなり、できるだけ焦らないことが大切です。

強迫観念に襲われた時の心理状態は、この不快感から逃れたい、だから今すぐ強迫行為をしようと考えてしまうことです。しかし、ここが落とし穴なのです。焦って直ちに不快感から解放されようと努力すればするほど強迫観念は執拗になり、症状は悪化するのです。

ですから是非このことを心に留めておいていただいて、できるだけ焦らず直ぐに反応しないようにしてください。そうすれば結果的に早く「安心感」が得られるようになります。

強迫性障害の症状は確かに異常とも思えるような感覚ですが、それ以外のことについては、例えば特に体が悪いわけでも気が狂っているわけでもないので、できれば普通の人と同じように日常生活を送るよう心がけた方が私は良いと思います。

強迫性障害があるからといって、何もできないと考えるのではなく、とにかく何か簡単なことから手を出してみるなど、できるだけ行動的（無理やりやる必要はないですが）になった方が強迫性障害には効果的なような気がします。

Q8：思ったことは実現しますか？

A 　しません。思ったことがすべて現実化すればこの世は滅茶苦茶になるでしょう。また、思っているだけでそうなるのならこんな楽なこともありません。何もせずただじっと空想していれば良いのですから。でも実際はやはり行動し、努力し、目標に向かわなければ決して思いは実現することはないでしょう。

強迫性障害の人の中にはよく思ったことが現実化したらどうしようと恐怖におののいている人がいます。確かに企業経営者が売上目標を10億円に設定し、そのことを毎日考え、それに向かって全社で努力することによって目標を達成することはあるでしょう。また、こんなマイホームがほしいと思っている主婦が毎日想像し、本当にそんな理想のマイホームを手に入れたとしましょう。でもその陰では本人あるいは配偶者が一生懸命働いて収入を得、ローンを組むなどして購入したものかもしれません。

とにかく常識的に考えても思っただけでは何にもならないことは確かだと思います。一瞬嫌な考えが頭をよぎったからといって慌てふためく必要はまったくありません。そのまま浮かぶままに放っておけば良いのです。そのうちその考えも時間とともに薄れていきます。

私は以前、車を運転中に、このまま強迫行為をしなければ、帰るまでに交通事故を起こすという強迫観念が浮かび、結局それを無視したのですが、帰るまでに事故は起こしませんでした。

プロ野球でも同じだと思います。日本のプロ野球は2リーグ制で、各リーグ6チームが存在しますが、毎年リーグ優勝できるのは1チームしかありません。他の5チームは絶対優勝できないのです。でも、毎年必ず他の5チームも優勝することを必死で考えているはずです。これだけ見ても、考えていることが現実になるとは限らないと思います。

たとえ、どんな変な考えが浮かんだとしても気にする必要はありません。人はその時その時に応じて様々な観念が浮かぶようにできています。それを否定しようとしても無理です。否定しようとすればする程ますます変な考えが浮かんできます。気にせず、無視することです。

Q9：なぜ、自分にとって苦しい観念ばかりが浮かぶのですか？

A　何を隠そう、強迫観念を発しているのが自分自身だからです。

自分が自分の嫌がる箇所を一番よく知っています。したがって、強迫観念はその部分を突いてくるのです。強迫観念は本当に自分の弱点をよく知っていて、どうしたらその人が一番困るかをよくわきまえています。そして、そこに集中砲火を浴びせてくるのです。ですから患者さんは強迫観念に襲われると、矢も楯もたまらないような状況に追い込まれるのです。前にも触れましたが、一体自分以外の誰がこんなに苦しむ部分を熟知しているでしょうか。自分以外にあり得ません。

中には霊的なものならわかるんじゃないかと疑う人もいるかもしれませんが、それもナンセンスです。何が悲しくてそんなことをされなければいけないのでしょうか、まったく身に覚えがないのですから。

強迫観念は自分自身の脳内から電気信号か何かで送られていると考えるのが科学的でありかつ妥当性があると考えています。

したがって、得体の知れないものから発せられているのではないので安心してください。

所詮自分が発しているのですから何を言ってこようと気にする必要はないということです。

最初は他愛もない強迫観念でも相手になっていると、どんどん対象が自分の嫌がることに移っていきます。その過程で気持ちが興奮してくるから余計に悪い方向へと向かってしまうのです。したがって、できるだけ早い段階で強迫観念を無視することが重要になってくるのです。

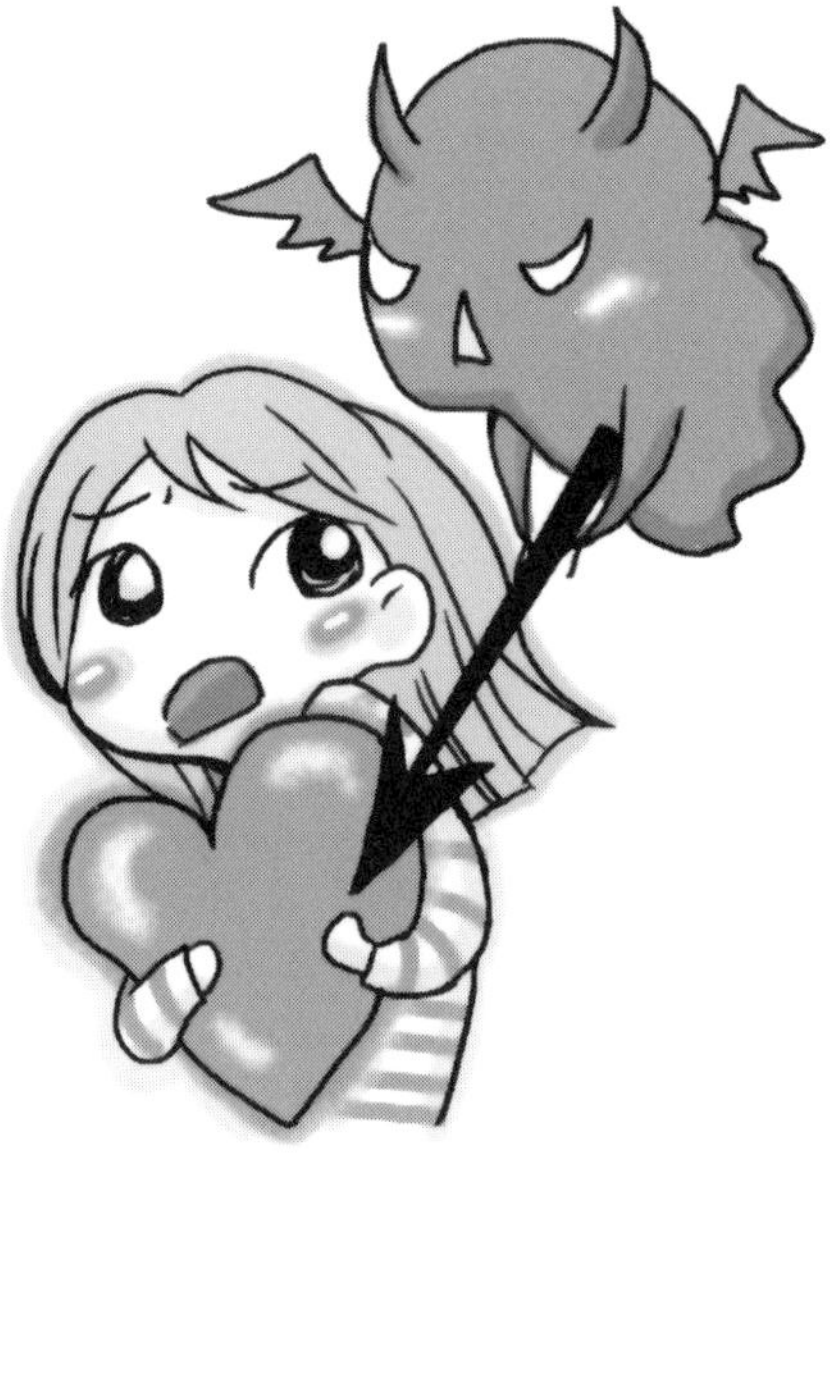

Ｑ10：強迫行為をとことんやって強迫性障害を克服したいのですが

Ａ

それはたぶん無理だと思います。

なぜなら強迫行為はどこまでやっても切りがないからです。最初はある程度強迫行為をやれば気が済んでいたものでも、回数を重ねるうちにどんどん気が済まないようになっていきます。そして行為の内容もどんどん複雑化していきます。

ですから、これで終わらせようと思って、強迫行為をすればするほど気が済まないようになり、やがてはもうアリ地獄にでもはまったかのような、にっちもさっちもいかないような状況に追い込まれてしまいます。

先にも触れましたが、私のコンセントの確認などもそうでした。一回目は何となく気持ち悪いからという感覚からコンセントの置き場所を変えるのですが、二回、三回とやるうちにどんどん気が済まないようになっていきます。そのうちそのこと以外のことはまったく考えられなくなってしまい、袋小路に追い込まれてしまうのです。

それはそれで、自分自身強迫行為には切りがないということを悟るという意味では意義のあることかもしれませんが、強迫行為によってスッキリしようとすることは無理だと思います。

大事なのは、強迫行為によってスッキリするのではなく、強迫行為をやめることによってスッキリする（こちらは時間がかかりますが）ことです。

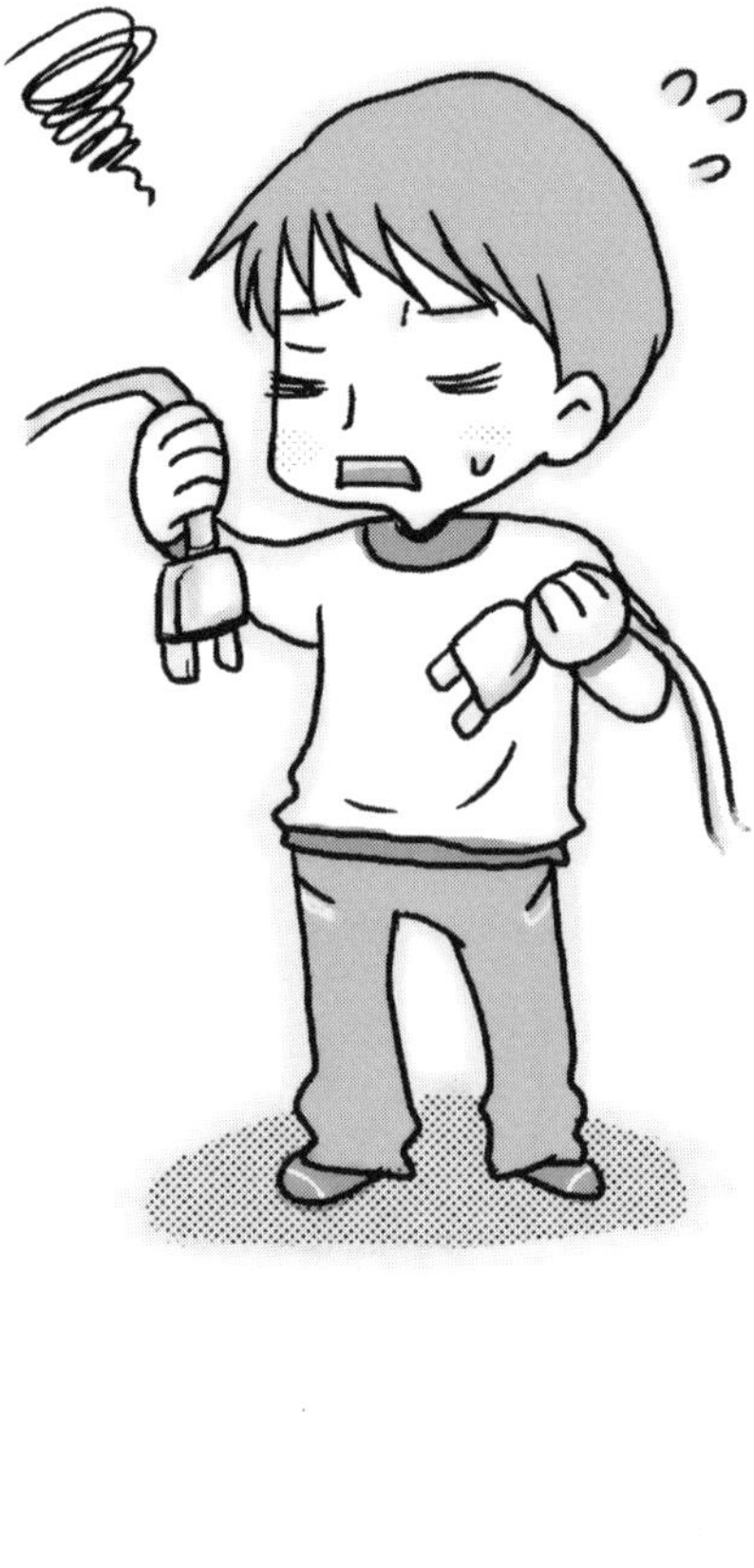

Q11：強迫行為はどれくらいの期間、我慢すれば良いですか？

A　これも症状の度合いなどにより個人差がありますが、強いものであればあるほど時間がかかると思って良いでしょう。症状の強さと時間は正比例しています。

簡単な強迫観念なら行為をしなくても比較的短時間で恐怖心が薄れていくかもしれませんが、強い強迫観念になると１日や２日強迫行為を我慢したからといって恐怖心が薄れていくとは限りません。

では、強迫観念が強い場合、その恐怖心をどれくらい持ちこたえなければいけないのでしょうか。これはあくまでも私個人的な経験から言いますが、とにかく2、３週間は最低我慢してほしいと思います。

数時間や2、３日といった短い期間では長年にわたって染みついた強迫観念を薄れさせることは非常に難しいことだと思います。何年にもわたって悪化したものをたった数日で綺麗さっぱりおさらばしようとすること自体に無理があります。

つらいかもしれませんが、最低2、３週間我慢してみてください。多分どんなに執拗な強迫観念でもそれくらいの期間が経てば僅かでも心境の変化が感じられる可能性があります。

その時の僅かな心の変化を是非大切にしてください。それが治るきっかけになりますから。「あれ、これは今までに感じたことのないような新たな感覚だなあ、もしかしたらこれで強迫性障害と少し距離を置けるかもしれない」と思える時がくるのです。それは突然やってきます。ですから是非それまで強迫行為を我慢して何とか頑張ってほしいのです。

その際、どうしてもつらくて仕方がないということでしたら、精神安定剤を飲んでも良いと思います。ただし、つらさを忘れようとして、あおるように薬やお酒を飲むことはやめた方がいいと思いますし、突拍子もない行動に出ることも避けなければなりません。

2、3週間と言ったのは、あくまでも治るまでの期間ではなく、心境に変化が現れるまでの期間と思ってもらっていいと思います。では、「治る」といった状態になるにはどれくらいみておけば良いのでしょうか。

これも私の個人的な意見になりますが、2、3カ月くらい余裕を持ってみておけばいいと思います。「えー、そんなにかかるの」と思われるかもしれませんが、何十年とかかって強迫性障害に苦しめられてきたうえ、何もしなければこの先も、もしかしたらずっと苦しむことになるかもしれないことに比べたら、2、3カ月なんて考えようによっては短い期間だと思いませんか。騙されたと思って一度トライしてみる価値は十分あると思います。

強迫行為を我慢している時は、何度も強迫観念の言うことを聞きそうになります。強迫観念はその間全力をあげて攻撃をかけ、再び強迫行為の無限地獄に引きずり込もうとします。でも、その罠には絶対はまってはいけません。引きずられそうになっても何とか持ちこたえるのです。何度もそのような波がやってきますが、そういうものだと割り切ってください。

私も今までに読者の皆様からメールなどで、「どうしても怖いから強迫行為をついやってしまいます」とよく言われますが、私は医師でもなく、一体験者の立場なので、絶対強迫行為を我慢してくださいとは正直言い切れない面があり、「そうですか、しましたか、でも自分を責めないで次回また頑張ればいいじゃないですか」と言うようにしています。

だから読者の皆さんにも、絶対強迫行為を何が何でも我慢してくださいと言うつもりはありません。できる限りとしか言いようがないのですが、ただ、強迫行為を続けているうちは治らないですよということも言わなければならないとも思っています。

Q12：気が狂ってしまったのでしょうか？

A

決してそんなことはありません。

本当に気が狂ってしまったのなら、そんな質問すら出てこないでしょう。

強迫性障害の人たちは一般的に自分たちの症状がおかしいということを十分認識していま す。狂っていてはそんな認識もできません。その辺の判断はしっかりできています。だから余計に苦しいのです。

強迫行為をやるにしても、できるだけ他人にはわからないようにやりますし、自分が強迫性障害だということを人にはなかなか言いません。そんなことを言ってもきっと理解してもらえないだろうという判断もします。なので余計にこの病気は潜在化してしまい、世間にあまり知られることがないのだと思います。

その点、サッカーのベッカム選手は非常に意義のある行動（公表）をされたと思います。世界的に有名な人でもそうなんだという安心感みたいなものを感じられる方も多いのではないでしょうか。

したがって、一般的に言われている患者数よりも私ははるかにこの病気で苦しんでいる人は多いと思います。

いずれにせよ気が狂ってしまったわけではないので、また再び自由な生活が送れるようになると思います。安心してください。

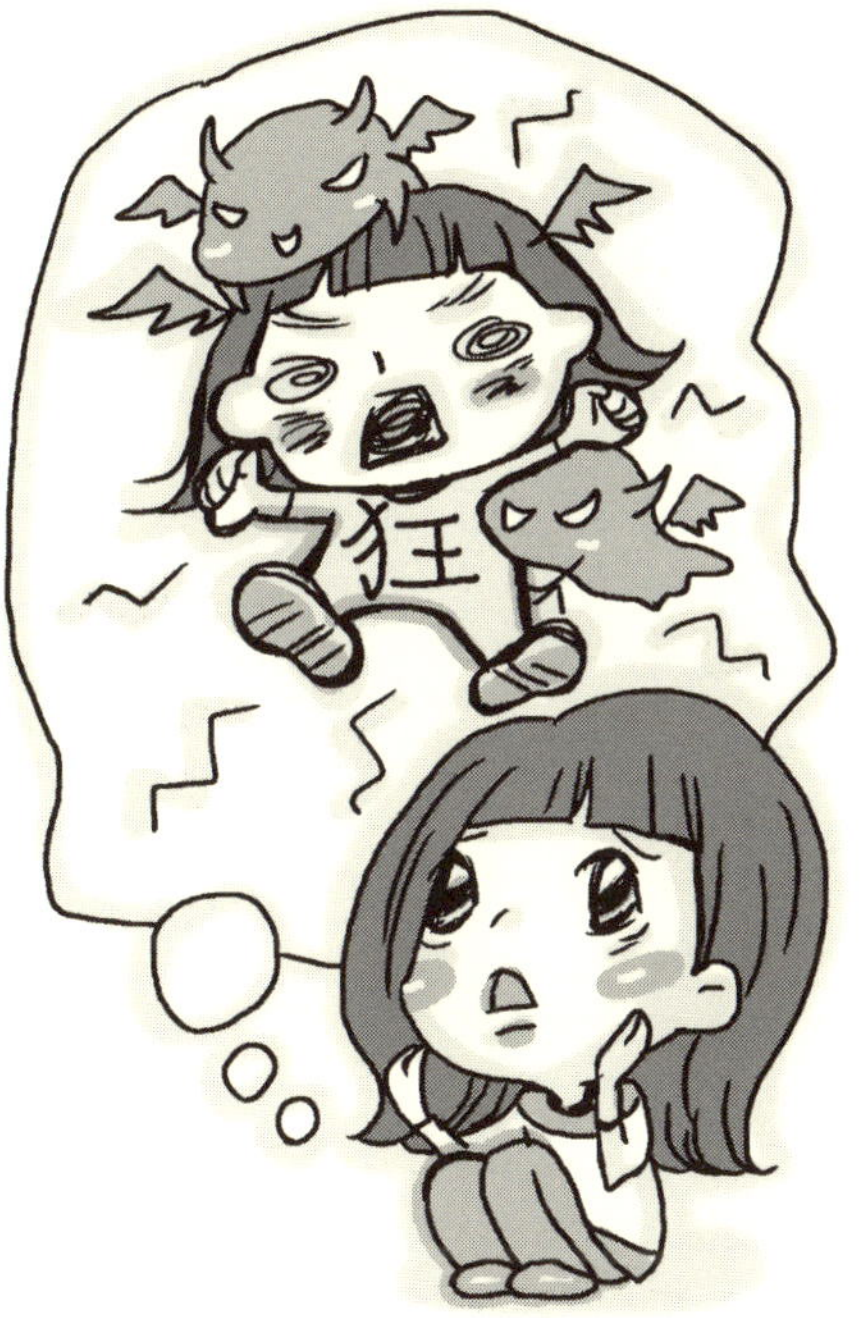

Q13：強迫性障害は遺伝ですか？

A

これについては、まだ医学的にもはっきりとしたことは解明されていないのではないでしょうか。しかし、私は遺伝的要素は否定できないと個人的には考えています。強迫性障害に限らず、人は親の遺伝子の影響を強く受けています。一卵性双生児などを見ているとそのことを強く感じてしまいます。年とともに親の顔や体型にそっくりになっていく人も多いですし、器質的な病気の発症率が親の影響を強く受けて高くなる例もあるようです。強迫性障害やうつ病なども親の影響を受けていることは否定できないと思いますが、必ずしも遺伝するというものでもないと思います。遺伝的要素を含んでいる場合とそうでない場合があると思いますが、いずれにしても大切なことは治す、あるいは症状を改善することです。

仮に遺伝でなったとしてもそれはもう仕方のないことですから、それをどうして克服するかに気持ちを集中したほうが良いでしょう。したがって遺伝かどうかということはあまり重要視する必要はないと思います。

「でも私はそれで良いのですが、子供たちも強迫性障害になったら困ります」とおっしゃる方もいることかと思いますが、子供たちがもし仮にそうなったとしたら、十分な知識を持っている皆さんが対処法を教えてあげられるのではないでしょうか。なるかならないかわからないことに気をもむのは時間の無駄です。ならなければそれで良いし、なったら知っていることを教えてあげれば良いのです。それだけでも、何も知らずに苦しむ人と比べれば随分救われると思います。

強迫性障害は対処法さえ間違わなければそんなに怖い病気ではありません。そのためにも頑張って皆さんが克服しなければならないのではないでしょうか。

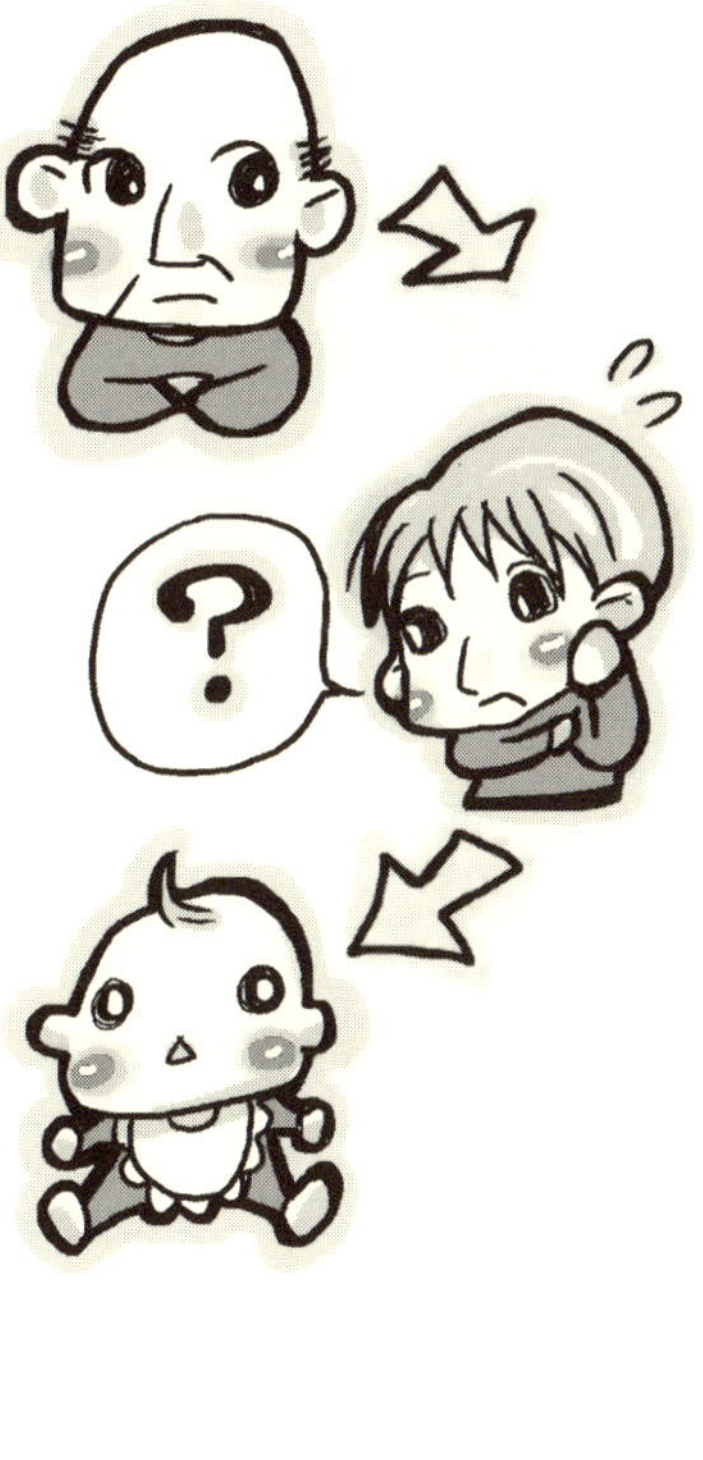

Q14：仕事は休んだ方が良いですか？

A

基本的には休まない方が良いと思います。

例えばうつ病などで疲れきっている場合などは休職も考えなければいけないでしょうが、強迫性障害の場合はできるだけ普通の生活を心がける方が良いと思います。

なぜなら、暇ができて考える時間ができてしまうと、頭の中で強迫観念のことばかりを考えてしまったり、堂々巡りを繰り返したりと、強迫性障害にとってはむしろマイナスの状況ができ上がってしまうからです。

体を動かさずに、じっとして頭の中で安心を得ようとして思索にふけると、症状がますますひどくなることが考えられます。休職するということは、そのような時間を与えてしまうことになりかねません。

したがって、あまり無理に忙しくする必要はありませんが、できれば普通に生活して、やるべきことをやり、体を適度に動かす生活を心がけた方が良いでしょう。それは、とにかく頭の中で考えを巡らさないための予防線でもあるのです。

それに、会社側もうつ病とか何かのわかりやすい病気なら比較的休むことも理解してもらえるかもしれませんが、強迫性障害となるとなかなか理解してもらうことは難しいと思われます。まだまだこの病気に対する世間の認知度は低く（低いというかそんなことがあることすらまったく知られていないことの方が多いと思います）、「そうか、わかった」とはなかなかならないと思います。会社側もすごく不安を感じられるのではないでしょうか。

初めに紹介したＦさんも、会社の上司に自分が強迫性障害であることを伝えたそうですが、その上司は「お前は強迫性障害なんかじゃない、ただ甘えているだけだ」と言われたそうです。

休んでいて良くなる病気、例えばうつ病などの場合ですと、休む意義は大いにあると思いますが、強迫性障害の場合はむしろ逆効果になることが考えられます。

したがって、ここはつらいでしょうが、できるだけ強迫性障害では会社や学校などを休まない方が良いというのが私の意見です。

Q15：人を傷つけてしまいそうで怖いのですが

A

そんな質問や不安を投げかける人はおそらく人を傷つけたりはしないでしょう。

第1章の症例集でマンションのゴミ箱に誰かを閉じ込めてしまうのではないかと恐れていたDさんは、自分の子供に何らかの危害を加えてしまうのではないかということも恐れていました。Dさんの場合は、Dさんのお母さんがそばで非常に親身になってDさんをサポートしておられるようでした。パニック障害のような症状も持っていたようで、外出する際も、お母さんが同行されることが多いと言っていました。

でも、本当に人に危害を加えるような人はDさんのような不安を常日頃から感じていないと思います。世の中には人に危害を加えても平気な顔をしている人もいます。

あなたがそのような不安に駆られるのは、強迫性障害という病気のせいなのです。脳の機能が故障あるいは低下していると思われますので、いくらそんな感覚が襲ってきても実際に傷つけるという行動を起こさなければ良いのです。起こしてしまいそうな気がするだけで実際にはおそらく行動を起こさないと思います。

なぜなら、自分自身そんなことは絶対したくないと思っているからです。むしろ絶対あってはならないと強く意識しすぎているから強迫観念はしつこく迫ってくるのです。強迫観念は実にこちらの弱点を見抜くのが上手です。

絶対に人を傷つけることがあってはならないと強く思っているから「傷つけたらどうしよう」となるのです。

したがって、難しいかもしれませんが、そんな観念が浮かんでもできるだけ気にせず無視し続けることです。最初は気になって仕方がないかもしれませんが、頑張って無視し続ければやがて強迫観念もあきらめて攻撃をかけてくるのをやめます。

しかし、その強迫観念の相手になって、いつまでもクヨクヨ考えているとますます強迫観念は強大化します。

何度も言いますが、本当に悪いことをする人というのは、あなたのような罪悪感を感じていないことが多いと思います。ある意味あなたの「やさしさ」がそうさせるのかもしれませんが、それも性格なのである程度仕方のないことです。

その辺は割り切って、軽く受け流していけば良いのではないでしょうか。

Q16：強迫行為がない強迫性障害なのですが

A これは、Mさんという方から伺った話ですが、「私の場合は、強迫行為はないのですが、ただただ雑念が浮かんで、色々なことに集中できなくて困っている」というものでした。

仕事や他のことにもなかなか集中できなくて、日常生活に支障をきたしているということです。

正直、私自身強迫行為のない強迫性障害という感覚がなかったものですから、あくまでも推測でしか言えませんが、強迫行為がないと思っている人でも、もしかしたら何らかの形で強迫行為らしきことはやっているのではないかと思っています。

例えば、嫌な強迫観念が浮かびます。強迫行為がある場合は、そこでその観念を打ち消そうと必死で強迫行為を行いますが、行為がない場合でもその嫌な観念に対して、どう対処しているでしょうか。

本当に放ったらかしにしているでしょうか。もしかしたら、頭の中で嫌な観念と向き合ったり、相手になったりしていないでしょうか。特に行為と呼べるほどのことはしていなくても、頭の中で軽く考えを巡らせたり、なんとなくその嫌な観念のことを考えていませんか。

私には、同じ嫌な観念が何も（行為を）せず、いつまでも同じ衝撃度合いで浮かび続けるとは少し考えにくいのですが。どのような観念でも放っておけば時間とともに低減していくと思います。

強迫行為がないと思っている人でも、もう一度自分が強迫観念に対してどのような対応をしているかをチェックしてみてください。もしかしたら、自分でも気づかない程度に軽く強迫観念の相手になっているかもしれません。それが徐々にでも続けば、いつまでも同じ強迫観念が浮かび続けても不思議なことではないと思いますが。

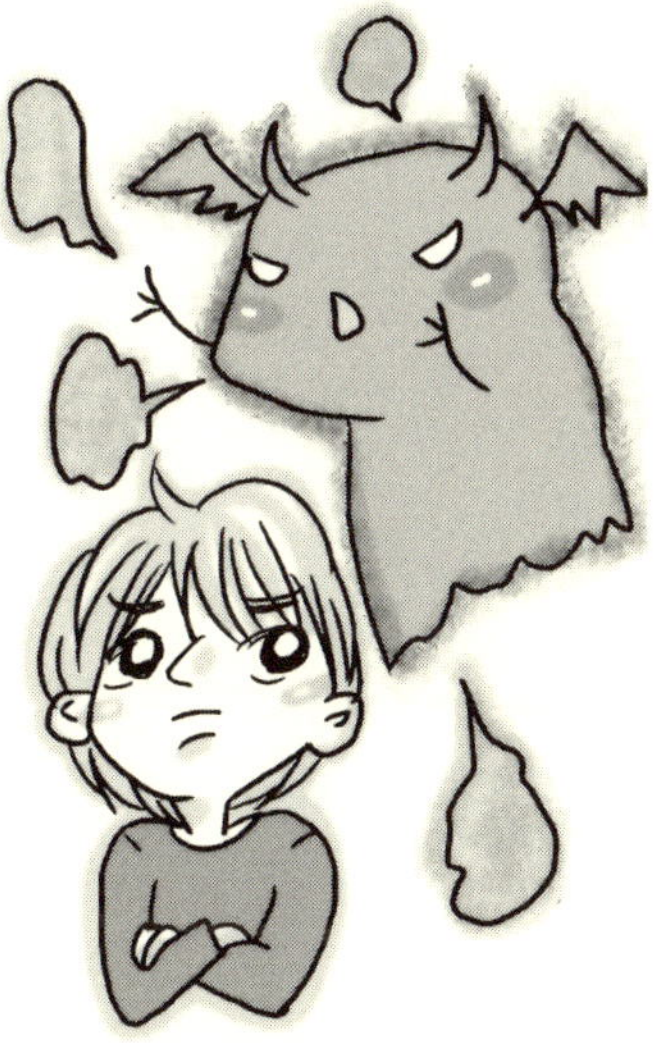

Q17：強迫性障害さえなくなれば自分はもっと頑張って力を発揮できるのですが

A

そのように考えるのももっともなことだと思います。強迫性障害がひどい時は、集中力が著しく欠けますし、やる気も出ません。こんな恐怖心を抱いたままどうして普通の生活が送れようかと考えるのも無理もないと思います。

「こんな馬鹿げた症状さえなければ、自分はもっと大きなことができるのに、もっと色々なことができるのに、本当に悔しい！」と思っている方も多いと思います。

これはあくまでも私見ですが、元々、強迫性障害になる人は、比較的頭の良い人が多いように見受けられます（自分も含んでしまうことなので少し言いづらい面もあるのですが）。したがって、本来自分が持っていると感じている力を存分に発揮したいのだが、こう強迫性障害が邪魔をするとできるものもできない、これさえなければ……と考えるのだと思います。

でも、また厳しいことを言うことになってしまいますが、強迫性障害が良くなってから大いに力を発揮しようと考えていると、いつまで経っても力を発揮できる機会が訪れないと思います。

確かに私も、強迫性障害がひどく、強迫観念が気になって仕方がないような状況であまり大きな決断は下すべきではないと思いますが、できるだけ、日常の失敗しても大きな問題にならないようなことから手を出して、どんどん行動を起こしていくことが大切だと思います。

簡単なことから手を出し、たとえ強迫観念があっても、気になっていても、行動すればできるんだという感覚を得ることです。そうすれば徐々に難しいことにも手が出るようになり、次第に強迫観念も当初ほど気にならなくなっていきます。

したがって大事なことは、じっとして観念が消えるのを待ってから行動を起こそうとするのではなく、嫌な感じを持ったまま簡単なことから手を出していくということです。

そうすれば、皆さんが本来持っている能力をまた再び発揮できるのではないでしょうか。

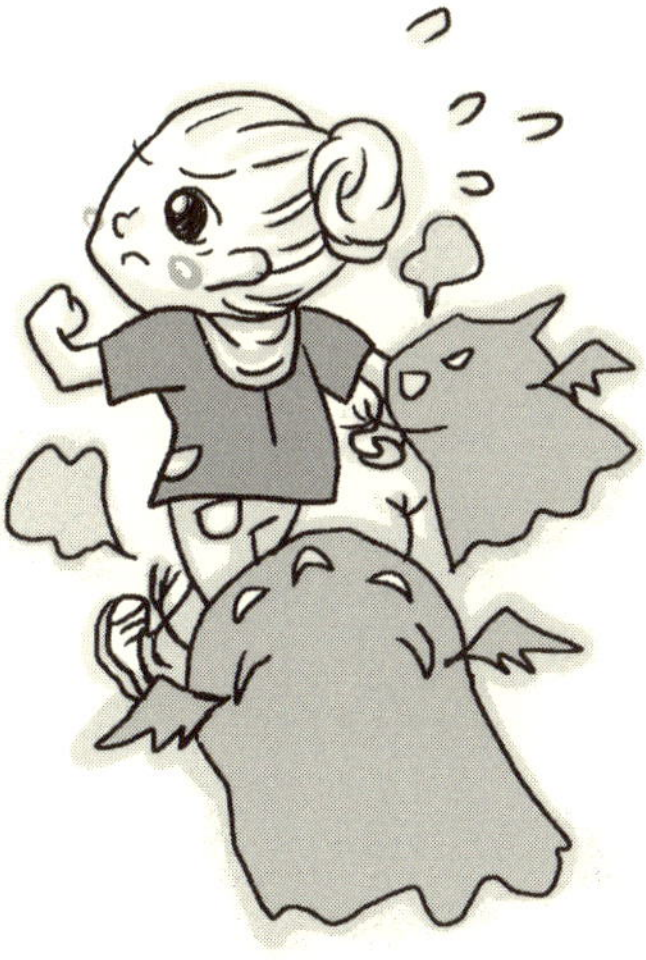

Q18：強迫観念の言っていることが、どうしてもウソのようには思えないのですが

A

それは、強迫性障害に陥っているため、どうしてもそう思えてしまうのですが、強迫観念の言っていることはウソです。強迫性障害という病気の真っ只中にいる人がどうしてそれが本当かウソかの正しい判断ができるでしょうか。そんな時に感じる感覚というのはまず間違っていると無条件に思ってください。

強迫観念は、いかにも本当のことのように迫ってきますが、それは錯覚です。その時はウソだと納得したいがために、色々な強迫行為や頭の中で回想を加えたくなるものですが、残念ながらそのときはウソだとはどれだけ頑張っても確信はできません。

私も、ウソだと思いたいために必死になって頭の中を整理しようとよくしましたが、すればするほどどうまくいきませんでした。そんな時は、今すぐウソだとは絶対思えないものだと割り切ってください。そして、考えを巡らせないでください。

ウソだと本当に思えるまでには一定の時間が必要なのです。その時をどうか待ってください。それを待てなくて、強迫行為を行ったり、頭の中で考えを巡らすと、いつまでも強迫観念がウソだと見破れないのです。それが強迫性障害の一つの特徴です。

ですから、その時はウソだと思えなくても良いのです。問題はその感情自体がウソだと無条件に自分に言い聞かせて無視することです。

そうすれば、やがて時間とともに「ウソだ」と感じられる時がくると思います。

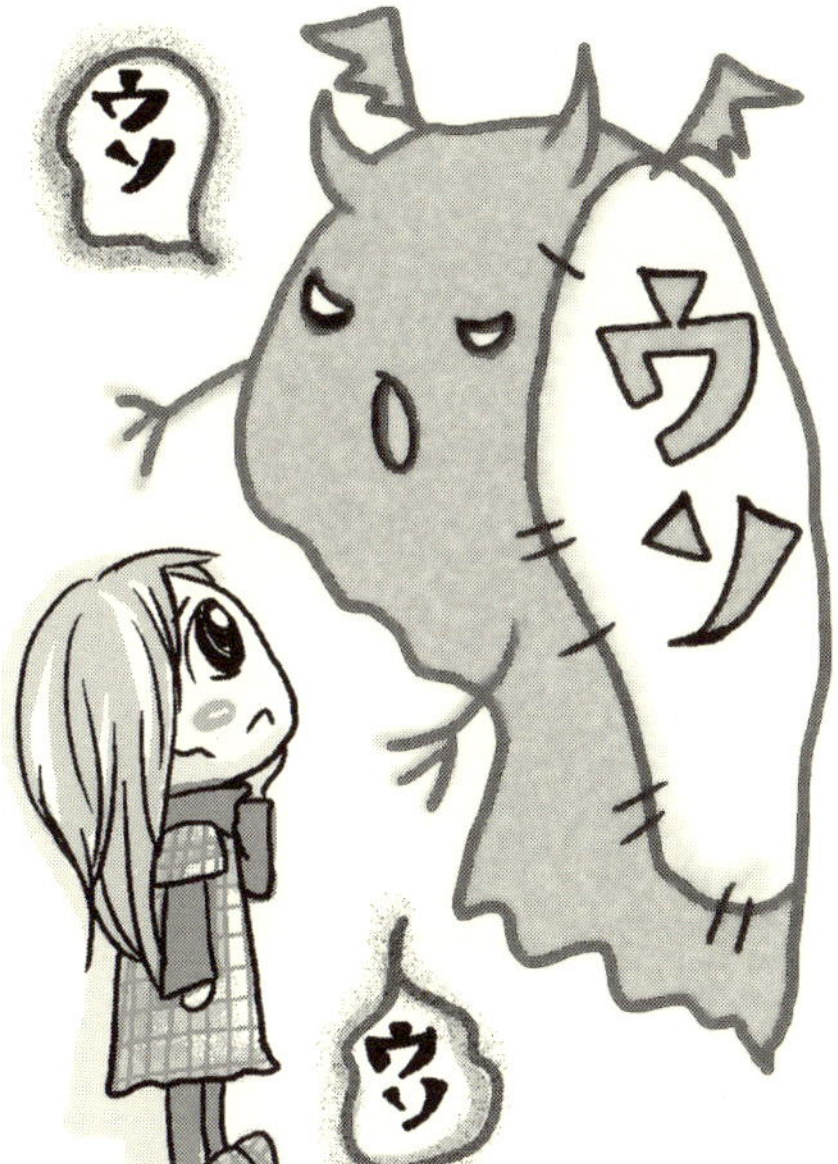

Q19：気分転換は必要ですか？

A

気分転換にもよりますが、本当に気分転換ができることなら良いと思います。ただし気をつけなければいけないことは、傍目には気分転換のように見えることでも、本人が実際に気分転換を図れていなければ意味がないと思います。

例えば、旅行を例にとって説明しましょう。もうこの苦しい現実から逃れたいという一心で、どこかに旅行に出かけたとします。

しかし、せっかく旅行に出かけても、旅先や道中で強迫観念のことばかり考えていてはまったく気分転換になりません。たとえ地球の裏側まで行ったとしても強迫性障害から逃れることはできないでしょう。なぜなら、強迫性障害は皆さんの頭の中に存在しているもので、外部に存在しているものではないので、離れようとしても離れられるものではないからです。

たとえどこへ行こうとも、強迫性障害のことを考えていては絶対に逃れることはできないでしょう。頭の中にある以上はどこへでもついてきます。

旅行をして、思いっきり旅を楽しみ、その間は少なくとも強迫性障害のことは考えないようにすれば、それはそれで効果があるかもしれませんが、旅に連れていってはどこへ行こうと自宅にいるのも同然です。むしろ、お金を使った本来なら楽しいはずのせっかくの旅行をまったく楽しめないことになり、かえって落ち込んでしまうことも考えられます。

何か本当に心から時を忘れられるようなことに夢中になれれば、気分転換も効果はあると思いますが。

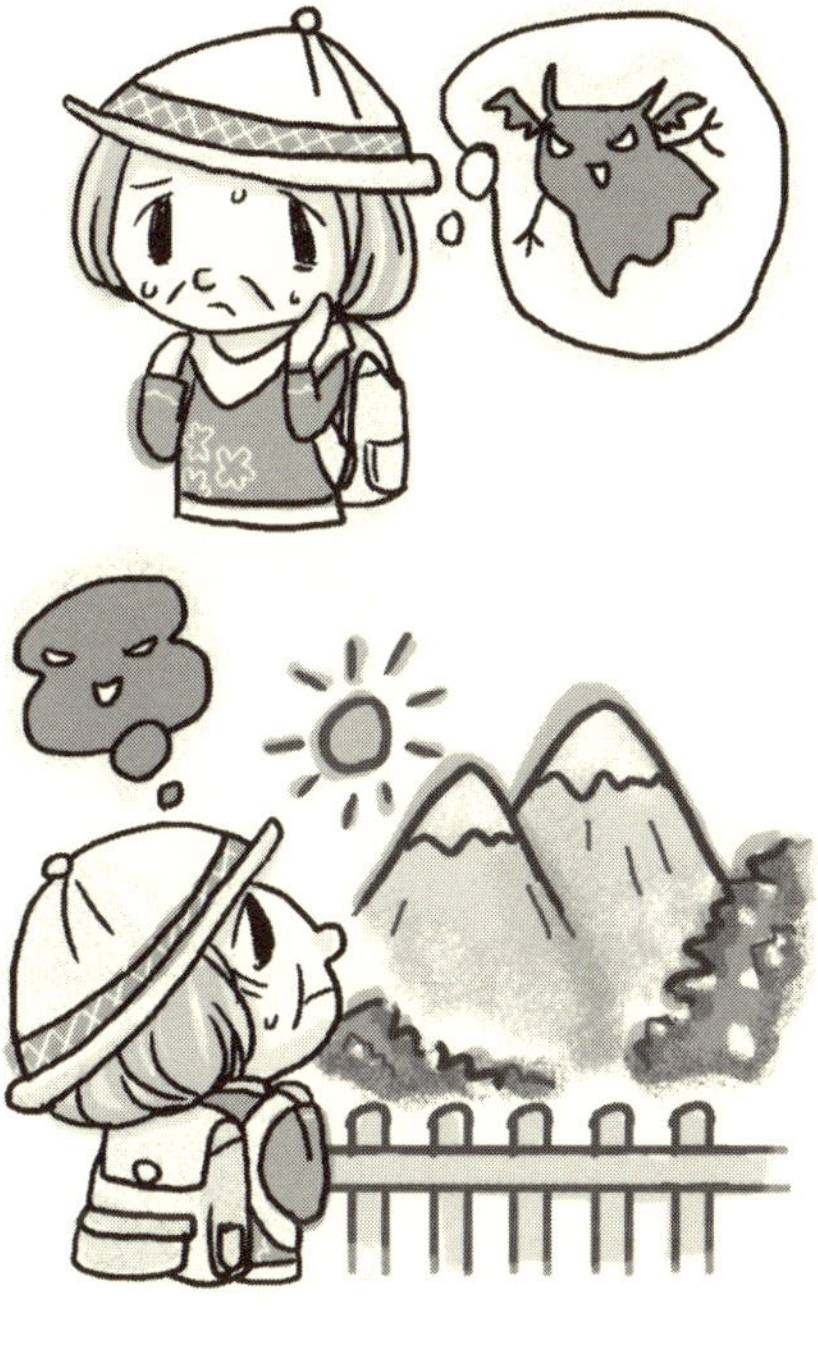

Q20：なかなか良くならないので、医者を替えた方が良いでしょうか？

A

これはケースバイケースなので少し難しい質問です。

医者が本当に強迫性障害の知識がない場合、医者との相性が悪い場合、患者の方に問題がある場合と大きく分けると三つに分類できると思います。

まず一つ目の医者に強迫性障害の知識がない、あるいは欠けている場合ですが、これは替えるべきだと思います。最近でこそ医師の間でも強迫性障害は比較的よく知られる病気だと思いますが、10年前、20年前はどうでしょう、精神科医でもよく知らないという人が多かったのではないでしょうか。今ではそんなことはないとは思いますが、それでもやはり知識不足な医師はいると思います。個人差もあるでしょう。よく熟知して、熱心に対応してくれる医師もいればそうでない人もいるかもしれません。

ただ薬だけを処方して、「考えすぎですよ、あまり気にしないように！」などとしか言わないような医師は要注意だと思います。しっかりと行動療法とか認知行動療法といった薬以外の対処法を身につけている医師が望ましいでしょう。

次に、医者との相性が悪い場合ですが、これもいくつかのパターンがあると思います。ただ単に二人の人間的な相性の問題なのか、それとも医師が強迫性障害については詳しいのだけれども、人間的にまったく温かみが感じられなくて困っているのか、といった分類ができると思いますが、まず相性の問題ですが、人間というのは本当に合う合わないがありますから、同じ人でもある人にとっては全然大丈夫なのに別の人にとってはたまらなく嫌な人になったりもします。あまり嫌な感じを受けるのであれば医者を替えるのも悪くはないと思いますが、あくまでも医者は友達ではないので、ある程度は相性が合わないと思っても我慢することも必要なのではないでしょうか。

強迫性障害についての知識は豊富だけれども、人間的に温かみなどが感じられない医師の場合は、これも一つ目と似ているのですが、どうしても気に入らなければ替えても仕方がないと思います。いくら名医と言われても、定期的に通わなくてはいけないのですから、無理に嫌な感じの医師に付き合う必要もないでしょう。ただ、思うような医師にめぐり合うことは結構難しいのも事実なのではないかと思います。

最後に、患者さんに問題がある場合ですが、これは、患者さんがわがままで医師の言うことも良く聞かず、医者ならなぜこんな病気が治せないんだ、といったような態度をとるような場合です。例としては少ないかもしれませんが、中にはこういう患者さんもいるのではないでしょうか。こんな場合は正直、いくら医者を替えても良くなるはずはありません。同じことを何度も繰り返すだけでしょう。でも、こういう患者さんに限って自分がわがままである という認識が欠落している場合が多かったりするものですから、この場合は医者を替えない 方が良いといってもなかなかそれを実行させることは難しいと思います。その場合は、家族 なり身近な人がうまくアドバイスしてあげることも必要だと思います。

医者といえども人間ですから、いつも素晴らしい応対ができるとも思えません。それに人 によって本当に個人差もあると思いますから、嫌なら医者を替えたくなる気持ちもわかりま すが、私個人的にはあまり直ぐに、頻繁に医者を替えることはお奨めできません。

先ほども申しましたように、１００％気に入るような医師にめぐり合う確率の方がはるか に低いと考えているからです。

ただ、長年通っているが一向に良くならないとか、どうしても気に入らないということで したら、無理に継続する必要はないでしょう。

Ｑ21：なぜ、長年にわたって治らなかったのでしょうか？

Ａ

原因は色々あると思いますが、一つには強迫性障害の正体が何であるかをしっかりと認識できていなかったからということが考えられます。

強迫性障害というものが自分だけの症状ではなく、世界中にたくさん同じような症状で苦しんでいる人がおり、こういう病気なんだということがわかっていても、なかなか治りにくい病気であるにもかかわらず、そんな事実をまったく知らず、得体の知れない自分特有のものだとしか認識していなければ治すことは不可能に近いと思います。

私も当初は、こんな病気があるとは知らず、自分だけに起こっている特別な何か（病気だとは思っていませんでした）だと思っていました。したがってどうしてよいのか、誰に言ってよいのかまったくわかりませんでしたし、症状はどんどんエスカレートしていきました。

強迫観念の言われるがままに、強迫行為を繰り返していましたから治るはずがありません。でも、その時はそれが何かわからないため、恐怖のあまり、強迫行為を繰り返してばかりいました。

敵の正体がわからないと戦いようがないとよく言いますが、強迫性障害もまったく同じことが言えると思います。闇雲に戦っても勝てません。相手の特徴を知り、弱点を突くことによって、突破口を見出していくのです。

強迫性障害の正体とは、脳の機能障害であると考えられており、ウソの観念なのにいかにも本当のことのように感じてしまうという病気なのです。まず、その事実をしっかりと認識することから良い方向に向かっていくと思います。

どんなに強迫観念の言っていることが本当のように思えても、どんなに怖くてもすべてウソなんだと常に自分に言い聞かせることです。その時はそのことを納得できなくても良いのです。そのまま進んでいってください。良くなる日が訪れると思います。

Ｑ22：強迫性障害の弱点は何ですか？

Ａ

強迫性障害の最大の弱点は、放っておけば向こうから寂しそうに去っていくというところです。これは、私が感じる最大の特徴だと思います。

ところが、これとは逆のこと、つまり、強迫観念の相手になってはどんどん強迫性障害の落とし穴にはまってしまいます。

強迫観念が何か強く迫ってくる。それに対して、クヨクヨ考えたり、そんなことはないぞ、などと強く反発したりすれば、強迫観念はますます威力を発揮します。怖いからどうしても相手になってしまうのですが、そこが勝負の分かれ目なのです。

怖くてもどうかそのまま放っておいてください。徹底的に無視するのです。もし、ある場所で観念が浮かんだとしたら、その場から一旦立ち去るのも一つの方法です。同じ場所に居続けると、気分が変化しにくい場合があるからです。例えば、車を運転中にある特定の場所が気になって止まったとしましょう。気になるため、その場から離れず現場を入念にチェックすればするほど、気持ちが興奮し、その場から離れられなくなります。冒頭のＦさんの例ですね。ですから、気になっても早めに現場から一旦立ち去ることが重要です。

この強迫性障害の最大の弱点を利用しない手はありません。ここを徹底的に突くのです。

そうすれば敵も去っていきます。頑張ってください。

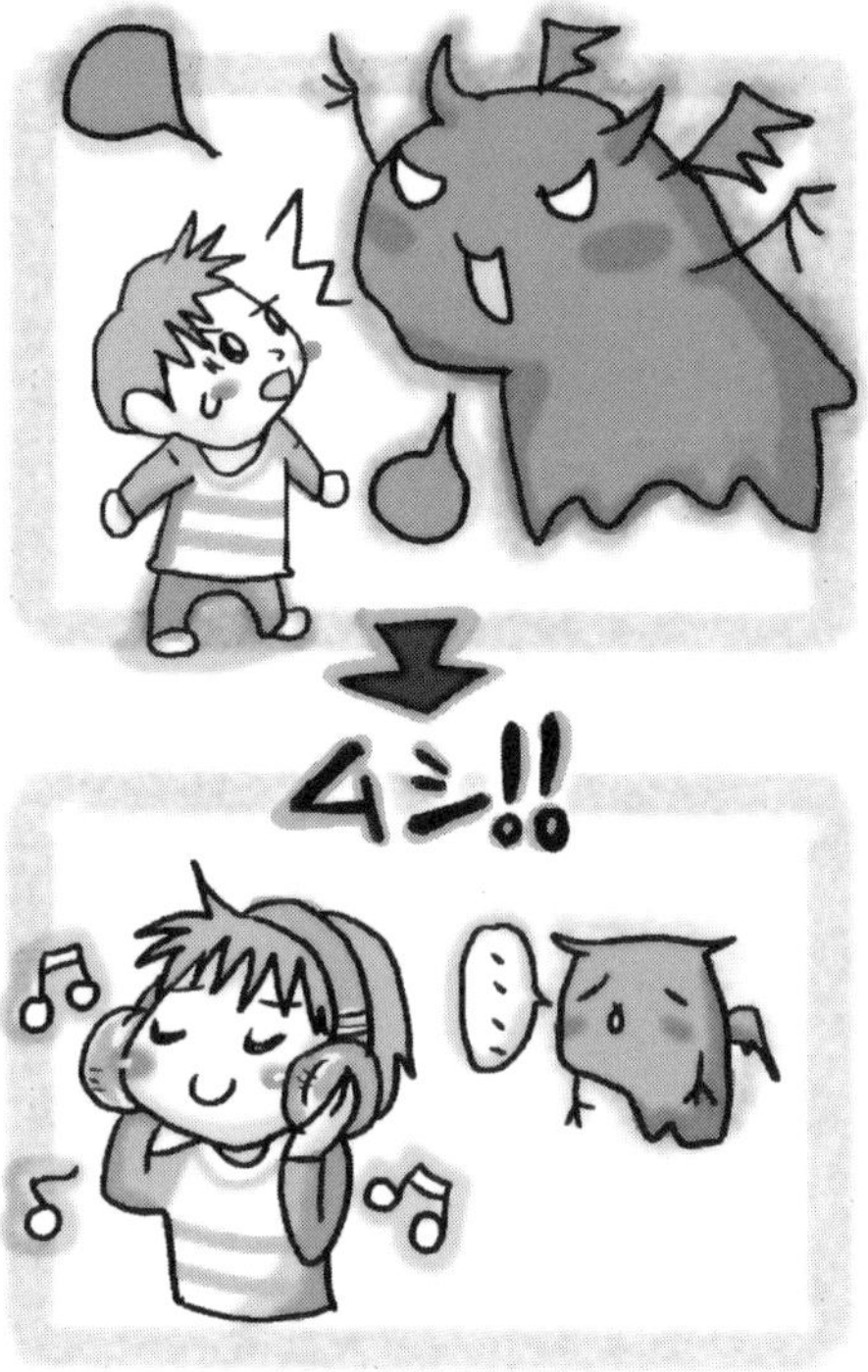

Q23：症状がつらい時はどうすれば良いでしょうか？

A　私の本音を言いますと、不安が静まるまで何とか頑張って我慢してほしいということになるのですが、あまりにつらくて我慢できないようでしたら、一時的な強迫行為はいたしかたないかなとも思います。あまりひどい我慢をして、おかしくなっても困りますからね。

これは、本当に皆さんから相談を受けていて、もしかしたら一番よく言われることかもしれません。私の言っていることはよくわかるし、何とか頑張って強迫行為を我慢しようとするのですが、どうしても怖さに負けてしまい、再び気休めの強迫行為をやってしまうとよくおっしゃられます。それは、私も十分理解できますのでそのことをとがめたりは絶対にしません。それくらい恐ろしいことを私も体験上知っていますから。

ちなみに私は恐怖心のあまり、けいれんのような発作を起こしましたが、その発作も何もせず耐えていれば5分から10分程度で治まりました。だからといって皆さんも必死に恐怖に耐えてくださいとは言えないところが難しいところですが。必ずしも皆が皆同じとは限りませんから。

後は、つらい時はもし頓服（頭痛薬のように痛い時にだけ服用する薬）として抗不安薬（精神安定剤）を持っているのであれば、それを一時的に服用するのも良いと思います。とにかく強迫行為を我慢して恐怖心に立ち向かうのは並大抵のことではないですから、こちらもできるだけ使えるものは（安全なものに限りますが）使って、戦力を増強することも重要かと思います。

仮に強迫行為をしてしまったとしても、決して落ち込まないでください。皆さんが特別に弱いわけではありません。それくらい強迫観念は怖いのです。「今回はしてしまったけど、また次回は頑張ろう」と前向きな気持ちになってください。強迫性障害ごときといっては、現在苦しんでいる人には少し語弊があるかもしれませんが（治れば本当にそう思えます）、本当に強迫性障害ごときになんか翻弄《ほんろう》されてはせっかくの人生がもったいないです。

今はつらくとも治る、良くなると希望を持ってください。

Q24：ストレスは強迫性障害に良くないですか？

A　ストレスは特に強迫性障害に限らず、一般的にあまり溜め込まない方が良いとは思いますが、まったくないとこれも良くないみたいです。毎日特にこれといってやるべきこともなく、ただなんとなくノンストレスで生きること自体が普通の人ならストレスになってしまうでしょう。

　そんな環境に身を置くことは、強迫性障害の人に限らず普通の人でも良くないということです。しかし、現代社会において、そんなノンストレスな状態でいられることは非常に稀だと思います。会社に勤めていても、自分で会社を経営していても、常にストレスにさらされていると言っても過言ではないと思います。

　昔からストレスはもちろんあったのでしょうが、近年、社会はますます複雑化し、人々の感じるストレス度合いもより強くなってきているように思います。いつリストラの憂き目に会うかわからないような状態で、長時間労働にさらされ、日々増大する仕事をこなしていかなければいけません。そんな中、うつ病を発症し、やむなく長期休職をしなければならない人も増え続けています。何を隠そう私もうつ病で長期休職をした一人です。

このような現代人のストレスフルな状態は、強迫性障害に限らずすべてにおいて良いはずがありません。もちろん強迫性障害にとっても良くない面があります。ストレスが溜まると、どうしても頭の働きが悪くなります。考える力が低下してくるのです。

強迫性障害は脳の機能障害と考えられていますから、脳が疲れるとどうしても対応能力も低下してしまいます。脳が元気な状態でも強迫観念に攻撃を加えられればたちまち脳が弱ってしまうのに、脳が疲れて弱っている状態で強迫観念に攻撃されればますます間違った対処の仕方をしてしまうかもしれません。つまり、焦って直ぐに強迫行為を繰り返してしまい、強迫性障害の泥沼にはまってしまうのです。

強迫観念はどんなに精神的、肉体的に疲れていても、容赦なく強迫行為をしろと強要してきます。本当はそんな声には疲れているので従いたくないのですが、あまりの怖さにどうしても強迫行為を繰り返してしまいます。そして、どんどん気持ちが高ぶり、ヘトヘトに疲れて「俺は、私は、一体何をやっているんだ」と自暴自棄になるのです。「こんなにヘトヘトに疲れ切っているのに、どうして次々に強要してくるの？　もう頼むから勘弁してください」と祈るような気持ちにもなってきます。

強迫観念が襲ってきた時に、焦らず対応するためには、できるだけストレスフルな状態ではない、脳が比較的元気な状態のほうがベターだということです。そのほうが一瞬でも間を置ける可能性が高いからです。脳が疲れ切っていると、無意識に反応してしまい、より強迫観念の言いなりになってしまう危険性が高いからです。脳が比較的元気な時ですら正しい反応がしにくいのに、ストレスで脳が疲れているのにどうして強迫観念のような強大な力に立ち向かうことができるでしょうか。

ストレスが必ずしも強迫性障害にとって、直接的に有害であるかどうかはわかりませんが、できるだけ軽減したほうが良いでしょう。適度なストレスは必要ですが、過度なストレスは万病の元です。

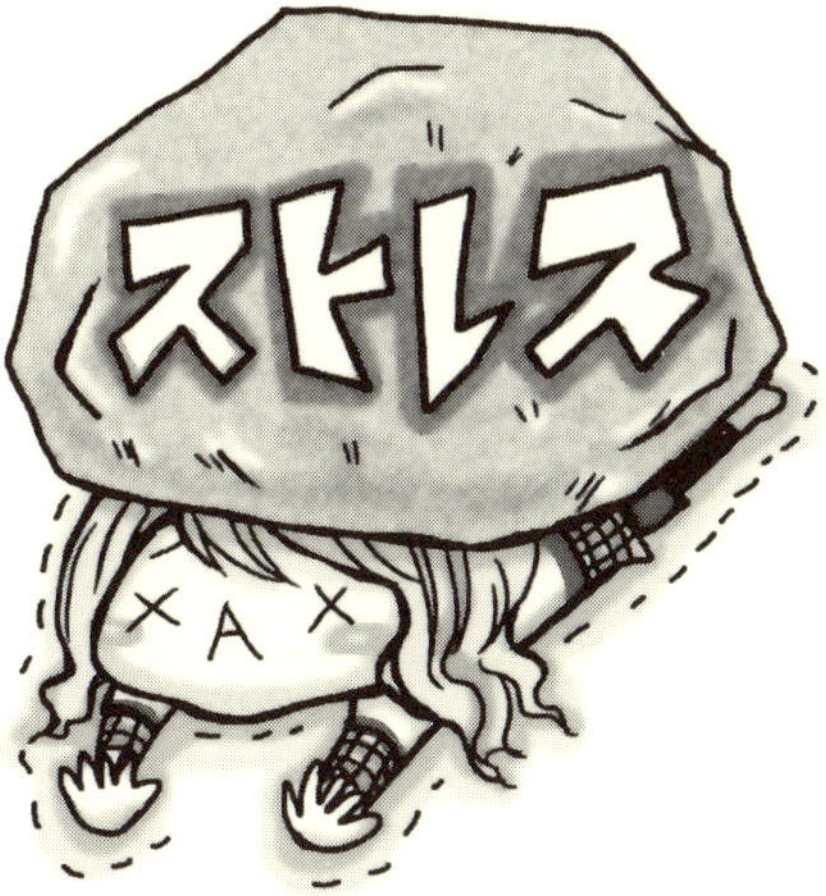

Q25：血が怖いのですが

A

「血が怖い」、これだけを聞いてなぜ怖いのかわからない人も、もしかしたらいるかもしれません。血がなぜ怖いのか、血なんか恐れる必要などどこにあるのかと思う人もいるでしょう。

しかし、エイズやウイルス性肝炎のことを生半可に知っていると、血を恐れるようになる意味がわかると思いますし、おそらく血が怖いと言っている人はこれらの病気に感染することを恐れているのだと思います。

エイズやウイルス性肝炎に感染してしまうことは確かに怖いことです。普通の人でも無意識にそれらを恐れ、感染したくないと誰もが思っていることでしょう。

しかし、強迫性障害の方の血への恐れは少し異常とも思えるほど、過剰に反応してしまうのではないでしょうか。生半可な知識があるために余計に怖いのだと思います。もし仮に、そのような病気の知識がまったくなければ、人の血を恐れる必要などないのですから。

私も、血液には人一倍神経質でした（今でもそうですが）。ペーパーの先で手を切ることってよくありますよね。そんな時、明らかに切れていなくても、その箇所を何度もじーっと凝視してしまうのです。それはなぜかと言いますと、確実に切れていないことを確信するためですが、見れば見るほど確信どころか不安だらけになってくるのです。

例えば、しつこく凝視していると、切れていなくても何となく切れているように見えてくる時があるのです。また、ごく小さな毛細血管が目に留まり、それが赤い色をしているので何となく切れているのではないかといった疑念が湧いてくるのです。

もう一人の自分が「いつまで手を見てるねん」と突っ込んでくるのですが、もう一人の自分がそれを止められないのです。

何でもしつこく凝視していると強迫性障害にとってはろくなことはないということです。

話を戻しますが、エイズやウイルス性肝炎は、血液を介して感染する病気ですから、人の血に対して敏感になるのも無理はないと思います。ただ、ここで重要なことは、エイズウイルスにしても肝炎ウイルスにしてもそう簡単には感染しないと言われていることもしっかりと認識しなければならないということです。

基本的に血を触ったくらいではいずれも感染しないと言われています。ただ、そのままにしておくのも何ですから、水で洗い流しておけば良いのではないでしょうか。これも医療関係者は別として、一般的に他人の血がつくことなど滅多にないとは思いますが。万が一血を触った自分の皮膚が切れていたら、その傷口からウイルスが入ることも考えられなくもないですが、そんなこともまあ滅多にないでしょう。

強迫性障害の特徴として、血なら血を一度気にしだすと、わかってはいても気になって仕方がない、頭ではわかっているけれども、異常に過敏になって血を恐れてしまうという話を聞きますが、余程のことをしなければ、ウイルスに感染することはないと言われていますし、あまり神経質になる必要はないと思います。

それに、今後これらの病気に対する医療は飛躍的に進歩すると思われます。

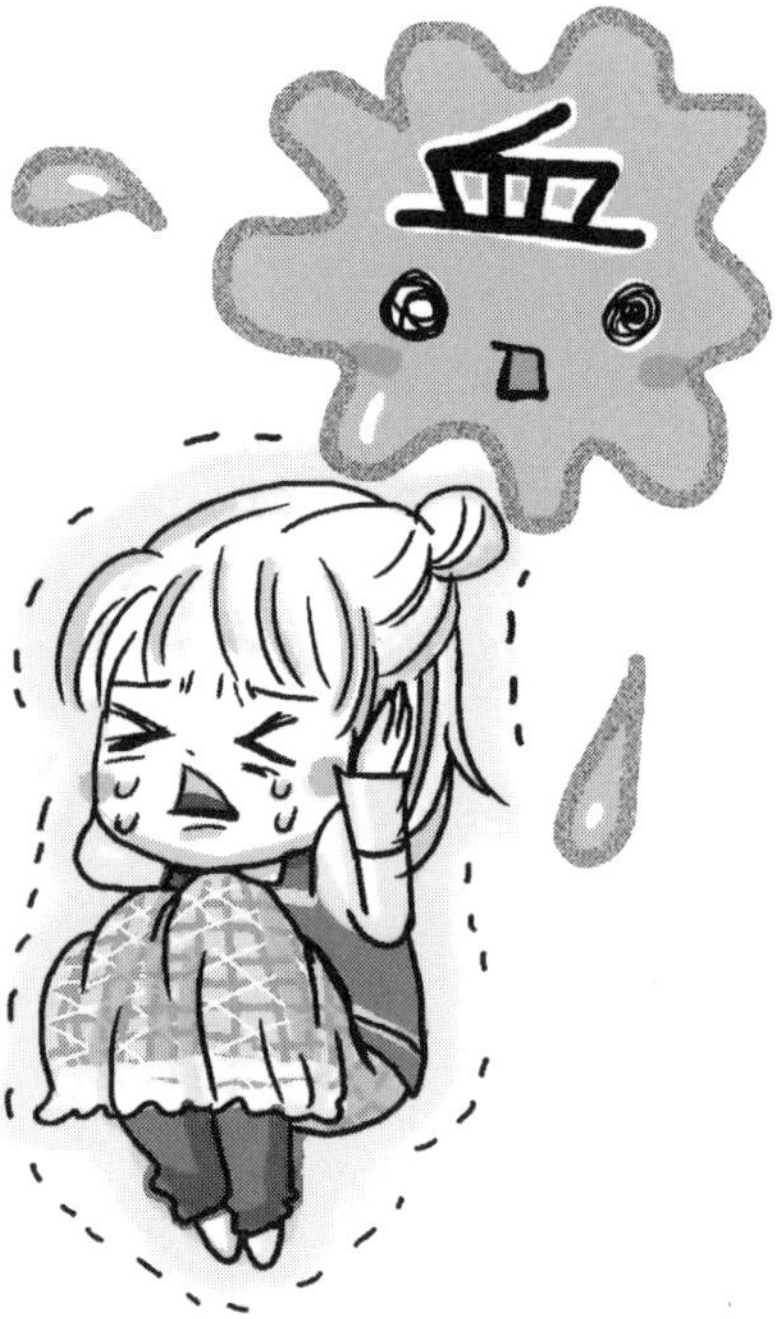

Q26：数字や回数にこだわって、身動きが取れないのですが

A　これまでの本にも書かせていただきましたが、強迫性障害の人は数字の罠にはまってしまうことがよくあるようです。

例えば、4とか42、9などでしょうか。これらについては普通の人でも結構気にしている人が多いものです。しかし、その人たちは特にそのことに苦痛を感じていないところが強迫性障害の人とは違うところでしょう。できるだけ避けようとはするが、何を差し置いても数字を優先させようとはしません。

ところが、強迫性障害の人は、数字が気に入らなければまったく前に事が進まないので悩みの種になってしまうのです。もし、その嫌な数字のまま何か事を進めれば、たまらなく落ち着かず、恐怖感を感じてしまうことになります。

あるいは、特に4とか42といった一般的に避けられている数字だけに限らず、本人特有の決まった回数があり、その回数でなければ気に入らず、同じことを何度も何度も繰り返す人もいます。何かの終わりが丁度自分が思った数字や回数で終わらなければまた一からすべてやり直しを強いられることもあります。不思議なもので、この数字できっちり終わろうと思

えば思うほど終われないようになっていき、そのうち気分もどんどん高ぶり、同じことを何十回、何百回と繰り返す羽目になってしまいます。

それはそれは、「なんて厳しい要求を突きつけてくるんだ」という思いになり、ヘトヘトに疲れ切ってしまいます。自分の思った納得のいく回数や数字で終わらなければ何か悪いことが起こるのではないかと思うと、怖くてたまらなくなるのです。それで、同じことを果てしなく繰り返してしまいます。もうその頃にはグッタリしていることでしょう。

でも、どうせそんなにグッタリ疲れ切ってしまうのなら、いっそのこと気持ち悪いまましばらく放っておいてみてはどうでしょうか。いずれにしても気持ちが悪いのには変わりがないのですから、騙されたと思ってやってみてください。

もしかしたら、しばらくすると、今までに感じたことのないような安堵感が得られるかもしれません。自分は今までなんて馬鹿なことにこだわっていたんだ、なんて馬鹿なことに多大な時間を浪費していたんだと思えると思います。

こんなことならもっと早く数字や回数にこだわることをやめれば良かったと思えるはずです。怖いのはその時とそれからしばらくの間だけです。その恐怖感はいつまでも続きませんのでどうか安心してください。

普通の人がラッキーとかアンラッキーとかいって数字にこだわるのはまったく問題ないの

ですが、強迫性障害の人は「数字なんかまったく関係ない」くらいの気持ちでいたほうが良いと思います。数字なんか所詮発音からくるもので、外国へ行けばまた違ったものになりますし、あまり気にしないほうが良いでしょう。

ちなみに私の前の携帯番号は０９０―４２８４―＊＊＊＊でした。４２８４は読みようによっては、「死に早よ」とも読めます。最初、あまり良い番号ではないとは思いましたが、そのことを理由に番号変更はしませんでした。結構長年その番号を使っていましたが、特に何ということはありませんでした。現在は特に理由はなく番号は変わってしまっていますが、結局どんな番号にしても読みようによってはどうにでも読めてしまう可能性があるということです。

また、何かのおまじないのような回数が決まった回数で終われなくても何も問題はありません。そんなの無視して、さっさとやめてしまいましょう。やめるタイミングは「たった今から」です。これは非常に重要です。これが済んだら、これがうまく成功したらやめようではいつまで経ってもやめられないからです。やめるなら今すぐです。そこで大切なことは色々考えてはいけないということです。無条件に今すぐやめるのです。考えれば考えるほど、絶対やめられなくなります。その辺りのことを心に留めて、できるだけ頑張ってみてください。きっと数字のマジックから解放されます。

Q27：車を運転中に、誰かを轢いたのではないかと思ってしまうのですが

A

これは、結構よく聞く強迫性障害の症状の一つです。

こればかりはすべてのケースにおいて、100％轢いてなんかいませんとは断言できるものではないかもしれませんが、強迫性障害の人の場合はおそらく100％轢いてないと思います。

普通の人が「あ、しまった、当たったかな」と思った時は、当たった可能性が少なからずあるかもしれませんが、強迫性障害の人の「当たったかもしれない」は、非常に疑わしく、強迫観念がそう思わせているだけだと思われます。

実際には何にも当たっていないのに、人を轢いてしまったかもしれないと思い、慌てふためき、車を現場と思われる場所まで戻して確認をし始めるのです。色々検証しているうちに、どんどん気持ちが高ぶり、もう実際に当たったかどうかなんてまったくわからなくなり、もしかしたら当たったかもしれない、轢いてしまったかもしれないという気持ちだけがますます増幅して、いてもたってもいられなくなり、その場から離れられなくなります。

そして、貴重な時間を多大に浪費してしまい、精神的にも肉体的にもヘトヘトに疲れてし

まうのです。自分でもどこかで、人なんか轢いていないという思いも微かながらあるのですが、「もしかしたら」という気持ちがあまりにも強いため、その場から立ち去れなくなってしまうのです。

この時、患者さんは何を考えているかというと、絶対に人を轢いていない、当たっていないという確証が欲しいのだと思います。それをひたすら長時間にわたって探し求めているといっても過言ではないでしょう。

しかし、そんなものはいくら探しても見つけられるはずがありません。したがって、何時間も検証作業に明け暮れてしまうことになります。どこまでやっても確証なんて得られるはずがないからです。

しばらく現場を見ていて、救急車や警察官が来ていなければもうそれは大丈夫なのです。翌日の新聞などを確認する必要もありません。もし仮に本当に誰かを轢いたりしたら、警察官が嫌でも必ず家にやってくるでしょう。しつこく何度も何時間も見ている必要はまったくありません。そんなことをすれば、正しい判断がますますできなくなってしまいます。

当たったかもしれないという気持ちは、強迫観念がそうさせているのであって、実際にはそのような事実はありません。したがって、ウソの囁きを聞いてはいけないのです。

いくら気になっても現場から離れてください。強迫観念がいくら現場に戻れと言っても絶対戻ってはいけません。地獄に引き戻されるようなものです。しばらくは気になって仕方がないでしょうが、それは仕方のないことだと割り切ってください。時間が経てば気分も落ち着いてきます。

怖いのは、真夜中でも翌日でも確認しに行きたくなることです。でも、それは強迫観念特有のものなので、絶対に行ってはいけません。それは必要のない間違った脳からの信号なのですから。

そんなことをしていれば、かえって警察や他人に不審がられます。気をつけてください。

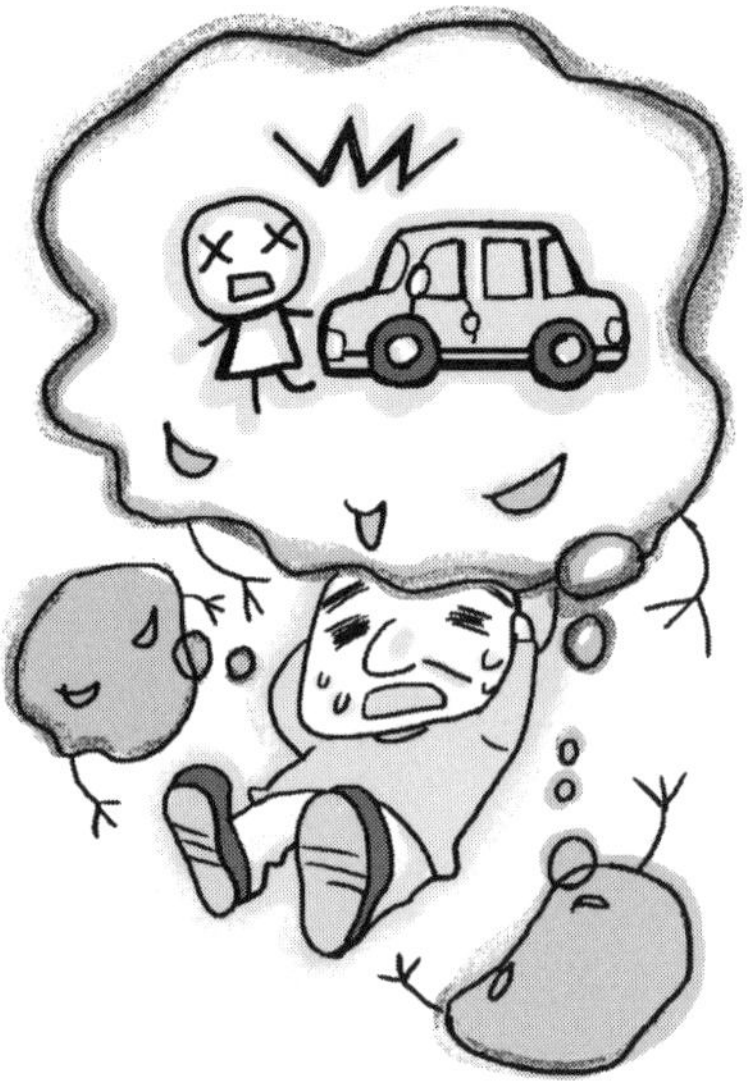

Ｑ28：神仏を冒瀆するようなことばかりが頭に浮かぶのですが大丈夫でしょうか？

Ａ

これも非常によくある強迫性障害のようです。

元々神仏に対して特に何も感じていない人ならおそらくこんな強迫観念は浮かばないと思いますが、神仏に対して無礼があってはならないと強く思っている人に限ってこのような症状が現れてきます。

なぜかというと、強迫性障害は、そうあってはならないと思うことが強迫観念となって出てくる特徴があるからです。強くそうあってはならないと思えば思うほど、反対の考えが頭に浮かんでしまうのです。

したがって、それは強迫性障害という病気がそうさせているので、結論から言えばまったく気にすることはないということです。神仏を冒瀆するような考えが頭に浮かんだら、何か悪いことが起こったり、祟りなどに見舞われるのではないかと考えてしまうのでしょう。

でも、冷静に考えてみてください。神仏はそんな細かいことを気にされるでしょうか。神仏のような存在が、いちいち個人の頭の中に浮かぶことまで気にして怒られるでしょうか。しかも、それは病気だということを見破られるはずです。

そもそも嫌でも勝手に思いついてしまうのですから仕方のないことです。こればかりは自分の力ではコントロールすることはできません。逆にコントロールしようとすればするほど次々に浮かんでしまいます。

したがって、大切なことは、たとえどんなに冒瀆するようなイメージが頭に浮かんだとしても、気にせず無視することです。「ハイハイ」と受け流しておけば良いのです。そのうち正しい判断ができるようになります。

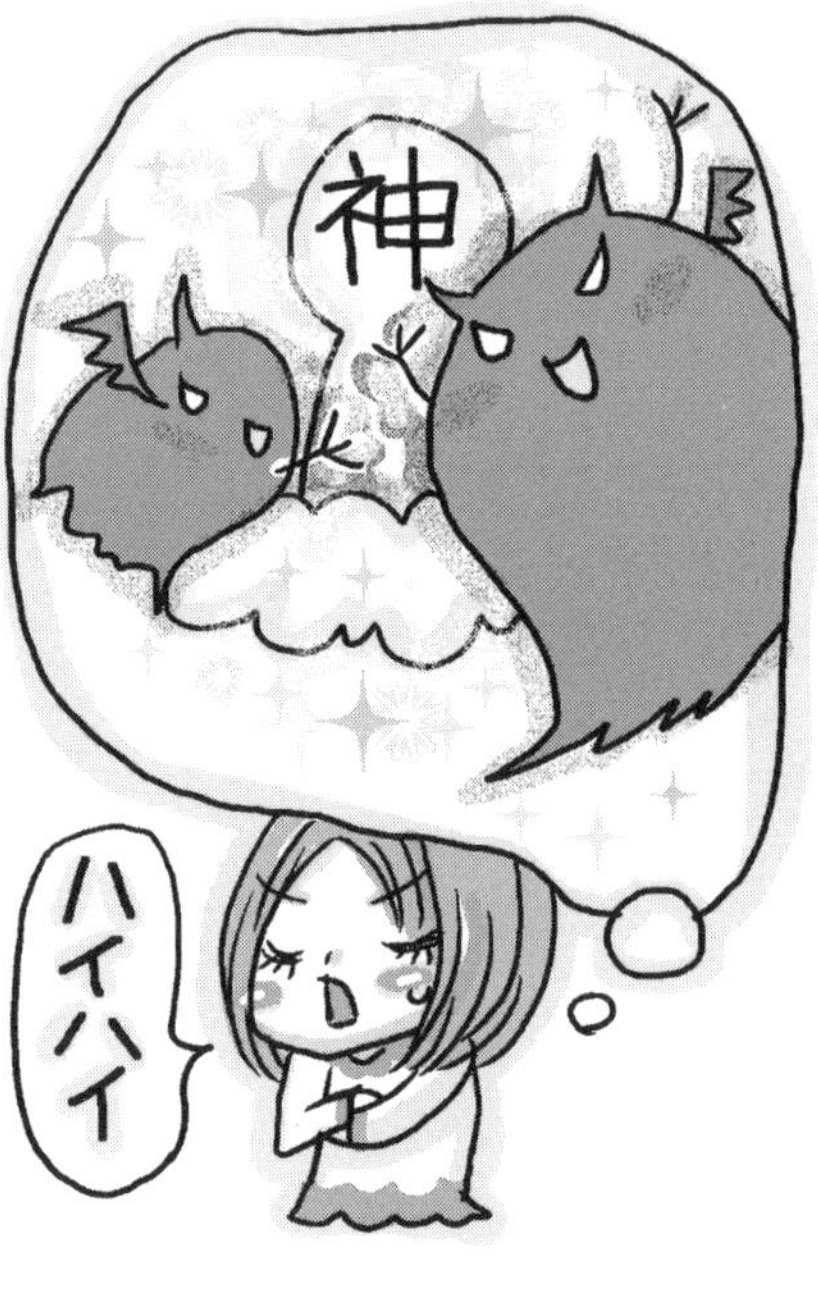

Q29：体臭が気になって仕方がないのですが

A

体臭恐怖と言われているものです。

これは、実際にはなんら不快な臭いを発しているわけでもないのに、自分勝手に臭いと思い込んでいる場合です。たいていはワキとか口、あるいは陰部からといったものなのではないでしょうか。

そもそも匂いというものは、なかなか自分では判断しにくいものです。同じ匂いでも嗅ぎ続けていると、麻痺してくることもあります。一番良いのは、身近な人に嗅いでもらうことだと思います。もし身近にそのような人がいなければ、一度専門医を訪ねてみるのも良いと思います。一度診てもらうくらいなら、初診料込みでもそんなに高くはつかないでしょう。もし、それで納得ができれば安いものです。

ここで大切なことは、身近な人や専門医に「違う、体臭なんか出ていないよ、大丈夫」と言われたら、何が何でもその言葉を疑ってはいけないということです。ここでもまだ、いや、身近な人は自分に気を使っているのではないか、医者は間違った診断を下したのではないかなどと考えてはいけないということです。これをし始めると本当に切りがなくなってしまいます。せっかく医者に払った診断料が無駄になってしまいます。

信頼できる人が大丈夫と言ったら大丈夫なのです。形成外科などの医者も専門家です、少し診断すれば本当に悪臭を発しているかどうかくらいは直ぐにわかるはずです。それを信用しないところに問題があるのです。仮にそこで確かにそうですね、体臭が出ていますということになれば、しっかりと治療をすれば良いのです。今ではその分野の医療技術も非常に発達していますし、ワキガなどの場合でも、たいそうな手術などしないで日帰りで簡単に治療できるみたいです。

でも、おそらく皆さんの場合は実際に体臭を発しているのではなく、発しているのではないかといった強迫観念から来ているものと思われます。誰でも汗を少しかいて、ワキのほうに鼻を近づければ少しくらいは嫌な匂いがするものです。それは、どんなに綺麗な女性でも同じです。その証拠に市販のデオドラントスプレーなどが大いに売れているではありませんか。皆、少なからず自覚があるからなのです。匂いが多少きついかそうでないかの違いは人によってありますが、皆大なり小なりあることなのです。それを、自分はワキを嗅いだら臭かったのでワキガだと思うことは勘違いです。ワキガとはそんな程度のものではありません。正直言って、周りの者が耐えられないくらい臭いものです。

したがって、殆どの場合は本人の思い込みによるものなので、気になるようでしたら、まず誰かに聞く、それで大丈夫と言われたらそれを信じる、それで良いと思います。それ以上そのことについて考えては駄目です。匂いというものは、たとえまったく無臭でも、するような気になれば、なんとなくするような気になってくるものです。その辺の特徴をよくわきまえて行動しなければならないと思います。

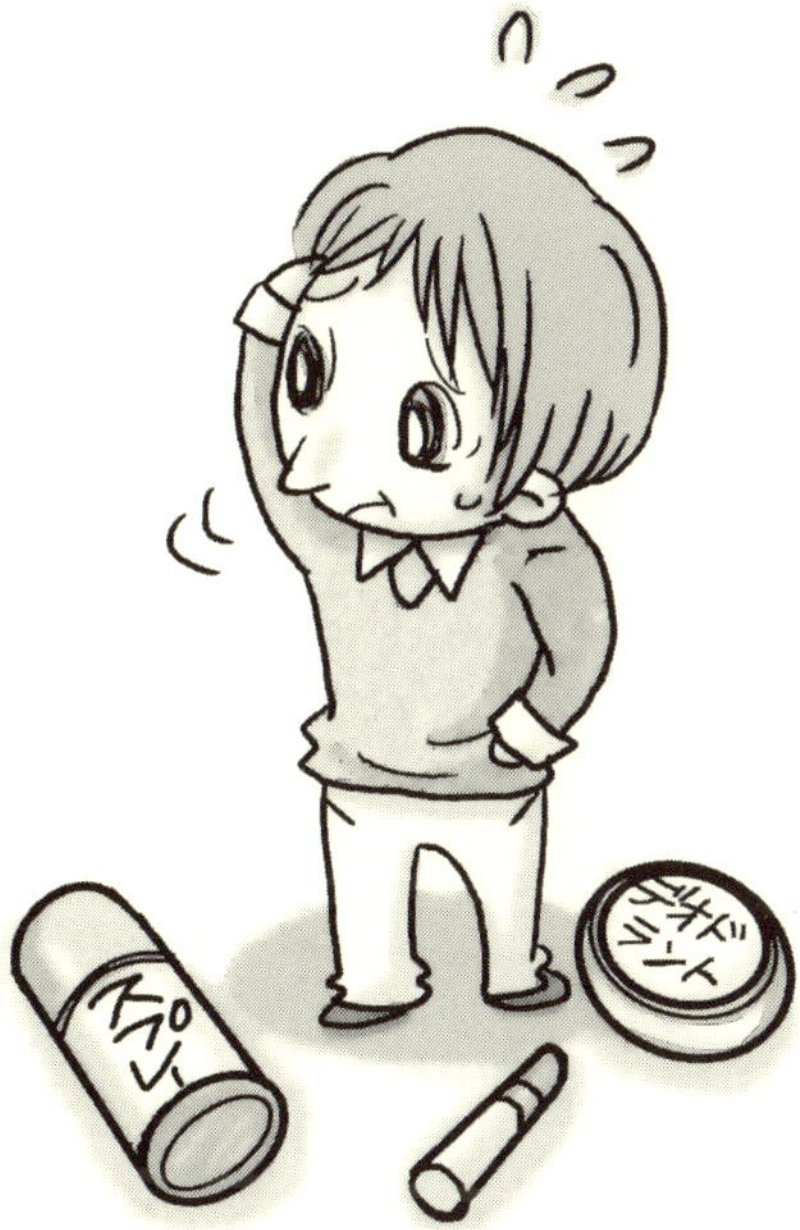

Q30：どこかの戸を閉めた瞬間、誰かを中に閉じ込めたような気がするのですが

A

錯覚です。私も亡くなった母が私が閉めた冷蔵庫の中に入った気になったり、ドアを閉めた瞬間に挟んでしまったような気になったことが一時期ありました。その時はもちろん、何度も何度もドアを開けたり閉めたりと、それはそれは何回やったか数えられないくらいやりました。

何度ドアを開け閉めしても、絶対母はそこから出てくれないのです。本当にその時はどうしてよいやら困り果てたものです。代わりに自分が嫌いな人をそこに入れてやろうと思って努力してもその人は不思議と絶対入らないのです。一瞬入ったと思っても、閉める瞬間に母に入れ代わってしまうのです。そのときは「なんでやねん」と本当に疲れ切ってしまいました。どうして、どうでもいいと思っている人に限って入らず、大切だと思っている人に限ってそこに入ってしまうのか悔しくてたまりませんでした。

でも、それこそが正にポイントなのです。どうでもいい人は所詮どうでもいいと思っているのですから冷蔵庫にも入らなければ、戸にも挟まれません。大切だと思っているからこそ、そうなってしまうのです。

したがって、それは本当にそこに大切な人が入っているわけでも、挟まっているわけでもなく、本人特有の思い込みなのです。ではそれを証明して見せろと言われれば、当然無理ですが、世の中のすべてのことにおいて事実を立証しなければ事実ではないということにはならないでしょう。誰も証拠を見なくともそれは事実として認識していることってあると思います。これらの強迫観念は正にそれだと思います。

そんなことに確証を得ることなんていくら考えても無理です。それよりも常識的に考えることが大切です。普通の人がそんなことありえないというようなことなら、ありえないのです。それ以上詮索することは間違った答えを導き出すだけですからやめるべきです。

大丈夫です、特定のところ（自分が嫌だと思うところ）に誰かが入ったり、挟まったりなどはしません。

Q31：強迫性障害の患者さんはどれくらいいるのでしょうか？

A

難しい質問ですが、一般的には人口の約3％くらいではないかと言われているようです。どちらかといえば、発展途上国よりも先進国の方が多いとも言われています。一つには、人間は食うや食えないような状態ではあまり神経質に物事を考えている暇もないのかもしれないからではないかと私個人的には考えています。

したがって国によっても患者数の割合は違うと思いますが、欧米や日本のような国では約3％くらいではないかということです。

でもこれは私見ですが、実際はもっといるのではないかと思っています。何度も同じことの繰り返しになるかもしれませんが、この病気は本当に潜在化しやすい病気で、患者さんは自分の症状をひた隠しにする傾向があります。恥ずかしいからというよりも、こんな変なことを言っても誰もわかってくれないだろうという諦めのような気分が強く働くからなのではないかと思います。こんな変な考えは自分特有のもので、頭がおかしくなってしまったか何かで、絶対他人にはわかってもらえない、言ってもどうにもならないから黙っていようとなるのかもしれません。

強迫行為も自分で変だということは嫌というほどわかっているため、人に気づかれないようにやろうとしますし、ますます潜在化してしまいます。誰にも言えず、一人で悩んでいる患者さんも、もしかしたら非常にたくさんいるかもしれません。

したがって、実際は３％くらいではなく、もう少し高い割合なのではないかと推測しています。

近年、強迫性障害に関する情報は増えてきていますし、書籍も増えてきています。病気だと知らずに苦しんでいる人たちがこういった情報に触れる機会が増えることは非常に良いことだと思います。

まずは、自分だけではない比較的よくある病気なんだということに気づくことが第一歩です。そして、敵の正体を知り、強迫行為をやめることによって、強迫性障害から解放されるのだと思います。

Q32：封筒の中を何度も確認してしまうので困っています

A

これもよくある症状のようです。

私の場合は、ポストの中に封書がしっかり入ったかどうかや本当に相手先に届くかどうかといったことが気になる程度ですが、中には書類を封筒の中に入れて、のり付けやセロテープで貼った後でも、ちゃんと入れるべきものを入れたかどうかが気になって、また封を開けてしまう方もいるようです。それも一回程度で済めば別に問題はないのですが、同じことを何度も繰り返してしまうので、一つの封書を出すのにも時間がかかって仕方がないのです。

多分入れるべきものは入れただろうなあと何となくは思えるのですが、不安のほうが勝ってしまい再び封を開けてしまいます。

「先ほどしっかり中身を確認したのになぜまたもう一度確認しなければいけないのか」となんとも言いようのない複雑な心境になるのではないかと思いますが、ここはもう思い切って諦めるしかないと思います。

一度確認したのなら、書類はしっかり入っているし、勝手に封書から飛び出していくこともあり得ません。なのに不安になるのは強迫性障害における強迫観念以外の何物でもないと思います。したがって、それは不安のまま放っておけば良いのです。そのまま封をして、投函してしまえば良いのです。それでＯＫです、問題ありません。その後にしばらく不安だけが残りますがそれは仕方がないと割り切ってください。その不安もやがては静まりますから。

それから同じような症状として、今度はその封筒や手紙をポストに投函する場合、本当にポストに封筒が入ったかどうかが気になり、ポストの中に手を突っ込んだりする人がいます。これは他の人の目に触れやすいところでの確認であり、ましてや、封筒を入れる口のところに手を入れたり、覗きこんだりといった行動は他人から見れば非常に奇妙に見えるという自覚もありますので確認がしにくい強迫行為です。

でも、わかっていても不安感に押しきられ、確認行為をしてしまう。これも気持ちはわからないわけではありませんが、一回スーっと入れればもう中に入っていますし、仮に上にひっかかったままだったとしても、次の人が押し入れてくれるでしょう。それに回収する郵便屋さんもプロなのですから、その辺はしっかり確認しているはずです。

手紙やＥメールは電話と違って、相手にちゃんと届いているか、見てもらっているかが少し不安になるものです（Ｅメールの場合は開封確認の機能がついていますが相手が必ず確認の返信をしてくれるとも限りません）。「届いたよ、見たよ」などの返事が来なければ、届いたんだという確信が得られないところがやっかいなところですが、殆どの場合郵便物はしっかり相手先に届きます。

封をする場合でもポストに投函する場合でも、その時に湧き起こる不安は強迫観念と割り切ってさっさと次の仕事に移行しましょう。こだわり出したら切りがなく、いつまでも確認に時間を取られてしまいますから。

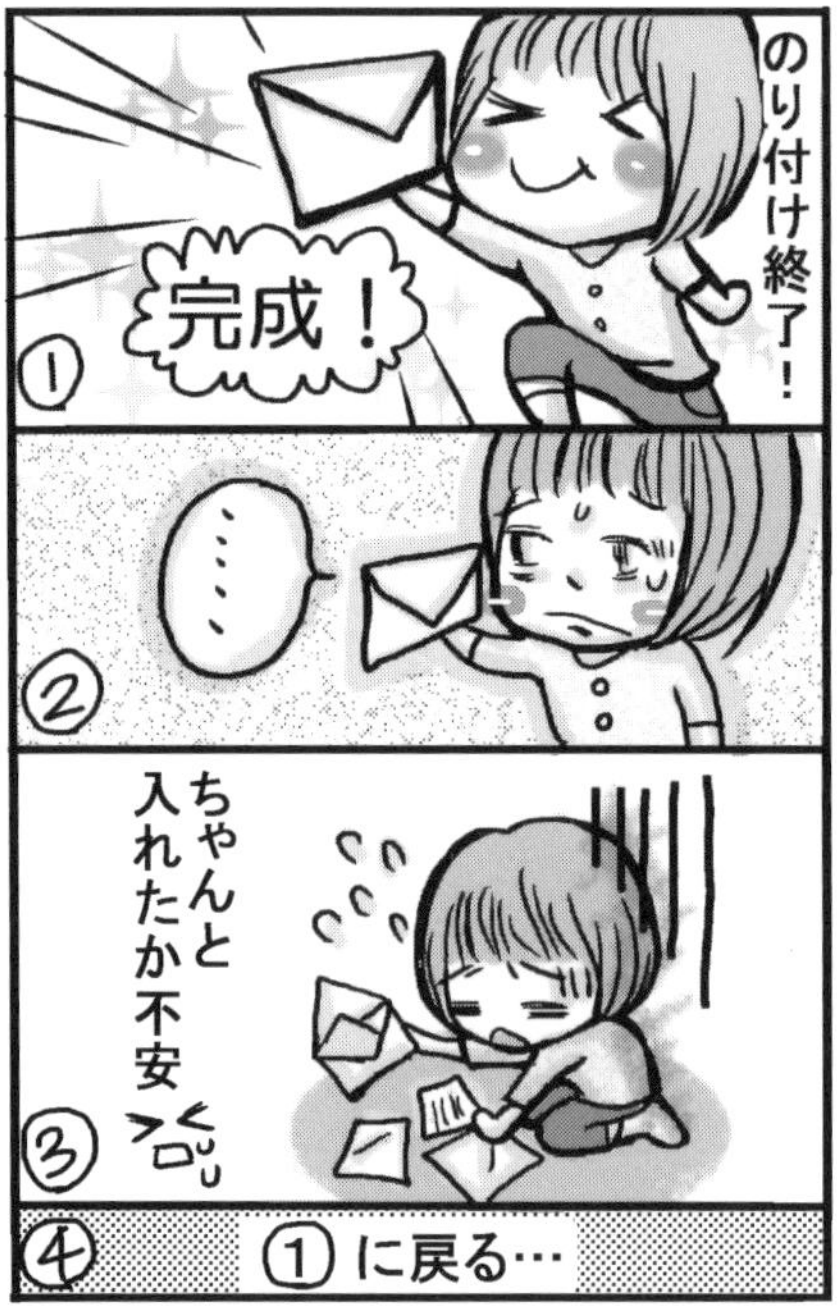
のり付け終了!
完成!
①
……
②
ちゃんと入れたか不安
③
④
①に戻る…

Ｑ33：同じところを何回も読み返さないと次の頁に進めないのです

Ａ　本を読んでいて、普通は、スラスラと読み続けていけるのですが（普通の人でも理解できないところがあれば読み返したりはします）、特定の強迫性障害の人は、意味もなく同じところを何回も読んでしまう、読まなければいけないと思い込んでいることがあります。あるいは読まないと変なことが起こるかもしれないと思い、前へ進めないのかもしれません。

普通の人のように、特に内容が理解できないからとかいうものではなく、強迫観念が先へ読み続けるなと命令してくるため仕方なく同じところを何度も読まなくてはならない羽目になってしまうのです。

私もこれは経験しました。本当に終わりたいところで終われなく、読みたくもない箇所を何度も読んだことがあります。

でも、そんなことをしていれば当然、本来楽しいはずの読書もまったくの苦痛に変わってしまい、内容など頭に入るはずがありません。「一体自分はなぜこんなにも同じところばかりを意味もなく読み返さなければいけないのか」と疲れ果ててしまいます。

一度、強迫観念の命令に従って、読み返してしまうと、今度は二度、三度と果てしなく同じ要求を突きつけてきます。強迫観念とはそういうものなのです。したがって、意味もなく強迫観念がもう一度同じところを読め、さもなくば次の頁へ進んではいけないなどと言っても絶対に従ってはいけません。そんなときは気が動転していますから読んでいる内容なんてなかなか頭に入りませんが、気にせず頁をめくっていきましょう。とにかく前に進んでいくことが大切です。本も一字一句完璧に書かれていることを理解しようとガチガチになればなるほど理解しにくくなるものです。

少々わからなくとも読み進めていくことです。そのうちなんとなく内容も理解できるようになると思います。完璧を求めてはいけません。

同じところを何度も読むことは、本当に意味のないことですし、時間がもったいないです。「それはわかっているのですが」ということだと思いますが、自分で無理やりでもやめなければこれは誰にも止められないことなのです。

同じところを何度も読み返さなくても何も悪いことなど起こりませんし、読み進めたければ気にせず読み進めましょう。その時、本の内容が頭に入りづらいかもしれませんが、それは一時的には仕方がないと思ってください。読みたくもないのに同じところを何回も読む必要などまったくありません。

Q34：強迫性障害なのですが結婚はできますか？

A　もちろんできます。強迫性障害だから結婚できないということはないですし、そんな心配をする必要もないと思います。

ただ、一つだけ注意していただきたいのは、そのことが原因で、夫婦間でもめたり、喧嘩したりする可能性はあるということです。結婚するまでは、強迫性障害のことは隠そうと思えば隠せないわけではありませんが、さすがに結婚をして生活を共にすると、隠し通せないと思います。

最初は相手も少し奇妙なことをする人だなあくらいにしか思っていなくても、時間とともに段々許せないと感じてしまうことだってあり得るということです。

患者側は相手が自分のつらい症状を理解してくれないと思いますし、相手側は患者の言っていることが理解できないのです。それで喧嘩になることはよくある話です。

ですから、もしまだ独身の方で、これから結婚を考えている人は、今のうちにできるだけ症状を改善しておく必要があるのです。何が何でも治してからでないと結婚できないと思う必要はありませんが、できることなら結婚をする前に治す、あるいは症状が軽くなっていることが理想です。

強迫性障害の人が既婚者の場合、夫婦喧嘩になるケースは本当によく聞きますが、だからといって結婚できないとか、しないほうが良いということではありません。

大切なことは、既婚であっても、未婚であっても、できるだけ早く病気を治すということです。既婚だから治せるとか未婚だから治せないとかという問題でもありません。既婚でも相手が理解してくれる人なら助けになりますが、その逆ですと治すことにとっては障害になってしまうこともあります。

とにかく、結婚にとって強迫性障害はまったく関係ないとは言えないということですが、それが原因で結婚できないということは絶対にないということも確かだと思います。

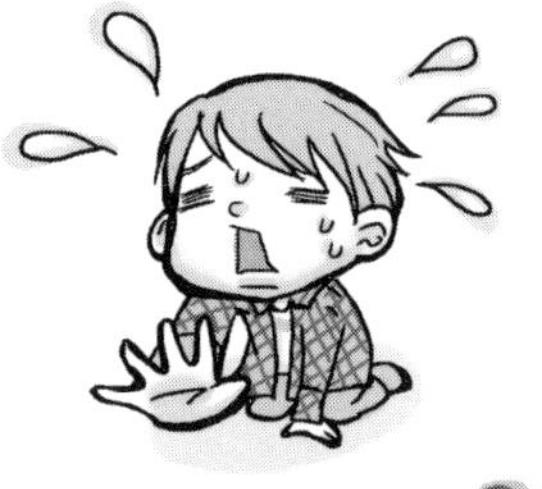

Q35：物の位置や向きが気になって仕方がないのですが

A

これも比較的よくあるケースではないかと思います。例えば新聞紙の端のラインとテーブルのラインがきっちり平行になっていなければ気が済まず、少しでも歪んでいる、あるいは歪んでいるように感じるだけで、まるでミクロン単位で合わせるかのようにきっちり合わせようとします。

テーブルだけとは限らず、畳のラインと何かを合わせようとする場合などもあり、人によって千差万別です。

でもこれも、はかない努力に終わることが多いのではないでしょうか。なぜならこれも気分の問題で、実際にはほぼ向きが揃っていたとしても、なんとなく右向きかな、左向きかなって思えば、そう思えてくるものだからなのです。

完璧に納得しようと思えばどこまでやっても納得できないのです。むしろやればやるほど気分が高ぶり、真っ直ぐでも歪んでいるように見えてしまうのです。

ちなみに私は仏壇の掃除をしていた時に、ご本尊や両サイドの掛け軸が何回揃えてもどちらかに若干傾いているように思えて、何度も何度も向きを整えたことがあります。少し右よりかなと思って左に向けると今度は少し左に向いたような気がするのです。そんなことを気が変になりそうなくらい繰り返したことがあります。

したがって、当時の私にとっての仏壇の掃除は毎回恐怖の作業でした。普通に掃除するだけでは済まないことを初めからわかっているのですから、「ああ、またあの恐ろしい左右揃えをしなければいけないのか」といつも思っていました。

そして、通常なら20分くらいで終わるものが、30分も40分もかかってしまうのです。

でもこれも、毎回やるから次もやらなければならないのです。ではいつからやめるか、それはやはりたった今からなのです。今苦しくともやめることによって、次回から少しやる必要性を感じなくなるようになります。毎回やっていては次回も必ずやらなければならないようになって当然です。これは自分から無理やりにでもやめなければ絶対やめられないのです。

どんな物の向きでも方向でも同じです。きっちり揃えなければならないと思うのは強迫観念の仕業なのです。それに従ってはいけません。少々揃っていなくても、歪んでいても大丈夫です。何も起こりませんから安心して不揃いのまま放っておいてください。時間とともに気にならなくなりますから。

強迫性障害は、一度言うことを聞くと際限なく聞かなければならないようになる性質を持っていますから絶対従ってはいけないのです。

Q36：強迫性障害のせいで家族ともめてばかりいます。家を出て一人で暮らした方が良いでしょうか？

A

どちらが良いとは一概には言えない難しい質問です。

私個人的には、家族があるのであれば、できるだけ離れずに一緒に暮らして解決していくことが望ましいと思いますが、中には本当に家族間が無茶苦茶になって、DV（家庭内暴力）にまで発展しているようなケースですとやはり一度離れて暮らした方が良いかと思います。暴力に耐えてまで一緒に暮らす必要はないと思います。

あるいは、まだ比較的若い方で、親御さんと一緒に暮らしている強迫性障害の患者さんで、親がもっと理解するべきだとか、うっとうしいとか思っている場合も一度、親元を離れてみるのも良いかと思います。

なぜなら、このような場合は患者さんが親に甘えているケースも多々あり、一度親と離れることによって、改めて親の有難さに気づいたり、偉そうに言っていた自分が実は一人では何もできないと悟ったりと色々な効果が見込めるからです。

そのような子（子といっても子供ではない一定年齢以上の人）の場合は、一度家を出て一人暮らしをするのも良いかなと思います。でもこれは強迫性障害のためというよりは、どちらかというと少し教育的な意味合いが強いですが。

それから一人になりたい理由として、家族と離れて一人暮らしをすれば、思う存分強迫行為を誰にも邪魔されずにできるからというものがありますが、これは大きな勘違いです。確かに家族と一緒の場合ですと、強迫行為がしにくい時がありますし、思うような強迫行為ができないこともありますので、そういう時にすごくストレスを感じます。「今もし一人ならここでこうやって強迫行為を思う存分できるのに」と悔しい思いをする場合もあります。

しかし、そのような理由で家を飛び出したらどうなるでしょうか。確かに思う存分強迫行為ができるかもしれませんが、それは強迫性障害を治すことにとってはむしろマイナスの要因になってしまいます。一人になって、思う存分強迫行為をすればするほど、どんどん強迫性障害の罠にはまっていってしまいます。

したがって、そのような理由で一人暮らしを考えているのならやめておいた方が良いと思います。ただし、家族と一緒に暮らしている方が、強迫行為がしにくい分、治りやすいというものではありません。要は一人で暮らしていようと、家族と同居していようと、どちらにしても強迫行為をやめるということが最も大切なことだと思います。

Ｑ37：どれだけ強迫行為をしても強迫観念が消えないのですが

Ａ　それはつらいかもしれませんが、最大のチャンスでもあります。

どれだけ強迫行為をやっても、強迫観念が消えないのなら、もう行為をやめるしかないでしょう。だって、やれどもやれどもどこまでいっても切りがないのですから。

これは、パチンコにはまっている人の心理に似ているところがあると思います。絵柄や数字がなかなか揃わなくてイライラし、持ち金も底をついてきた時、本当は傷が深くならないうちに早めにやめるべきなのですが、打っている人の心理として、今は調子が悪いが、もう少し、後少し打てば出る（玉が）んじゃないかということから、いくらでもお金をつぎ込んで、気がついたら財布の中は空っぽになっている、それでも気が治まらない時は近くの銀行や消費者金融に走り、お金を用立ててくる。挙句の果てには、借金だらけになっている人もいます。

強迫性障害もこれと似ていて、後もう少しだけ強迫行為をすれば、行為が成功し、スッキリした気分になれるのではないかとつい考えてしまうため、強迫行為の無限地獄に陥ってしまうのです。

百歩譲って、パチンコの場合はもしかしたら粘ることによって本当に当たりがくるかもしれませんが、強迫性障害の場合は、そのような当たりはきません。たとえきたとしてもそれは一時的なものですし、いずれまた泥沼にはまります。

したがって、何回強迫行為を繰り返しても強迫観念が消えないのなら、もう良い機会と捉えて思い切って強迫行為をやめてみてください。それでも強迫観念は強迫行為をしろとしつこく迫ってきますが、それには従ってはいけません。もうさんざん行為をやって、切りがないということを悟ったのではないでしょうか。その教訓をどうか生かしてください。

いくら頑張っても強迫観念が消えない。これは強迫性障害を治す最大のチャンスと前向きに捉えて今度は強迫行為をしないということで頑張ってください。強迫観念は直ぐには絶対消えませんが、時間とともに薄れていきます。いつまでも同じ恐怖感は持続しません。

Q38：強迫行為をやめるコツはありますか？

A

これといった決定的なコツみたいなものはありませんが、あえて言うなら、今すぐやめることと、なんとなくこれは強迫観念ではないかと僅かながらでも思ったら、その感覚を信用して強迫観念の言いなりにならないことです。

何度も繰り返しになりますが、やめるタイミングなどはありません。今すぐというのが一番良いと思います。これが終わったら、これがスッキリ解決したらと思っているうちはいつまで経ってもタイミングをつかめません。結局どんなに頑張って強迫行為をし続け、後々強迫行為をやめても気持ち悪さが残るという点では今やめても後でやめても同じだからです。同じなら何度も強迫行為を繰り返して時間を無駄に使うことの方が今すぐやめるよりもはるかにもったいないことです。

強迫性障害は本当に時間を無駄に過ごしてしまいます。その時は必死ですからわかっていてもどんどん時間を浪費しますが、後で振り返ってみると、実に時間の無駄遣いをしていたことに気づきます。必死で行っていた強迫行為がいかに無意味なことだったかがわかるようになります。

したがって、大事なことは今すぐ強迫行為はやめるということです。

もう一つの、なんとなくこれは強迫観念で、強迫行為なんかしては駄目だという僅かながらの囁きを重要視するということについてですが、実際、強迫観念に襲われた時、一瞬「これは強迫観念なのだから強迫行為はしないほうがいいよ」という善の声が聞こえてくる時があると思います。これは実に心細く小さな声でしか聞こえませんからよく感じ取ってください。

それに対して、「いや、このまま放っておくと良くないことが起こるぞ」という悪の声も聞こえます。厄介なのはこちらの声の方が圧倒的に大きく強いことなのです。悪の声は善の囁きを圧倒しようとします。これが、強迫行為をなかなかやめられない大きな原因だと思います。これが反対なら何も問題はないのですが。

したがって、ここで非常に大事なことは、善の声は非常に弱く、小さいもので、悪の声は大きく強大で、いかにも本当のことのように迫ってくるものだと初めからしっかりと認識しておくということです。常日頃からそのことを絶対忘れないこと、そして、強迫観念が襲ってきた時にもそのことを自分に必死に言い聞かせて、何がなんでも善の声に従うと決めることです。

どんなに悪の声が本当のことのように迫ってきても「どうせウソの間違ったメッセージ

じゃないか、そんなのいくら言ってきても私は無視するよ」と強くはねのけてください。その後も悪の声はしつこく何度も迫ってきますが、その度に同じように無視してください。それらは所詮ウソなのですから。

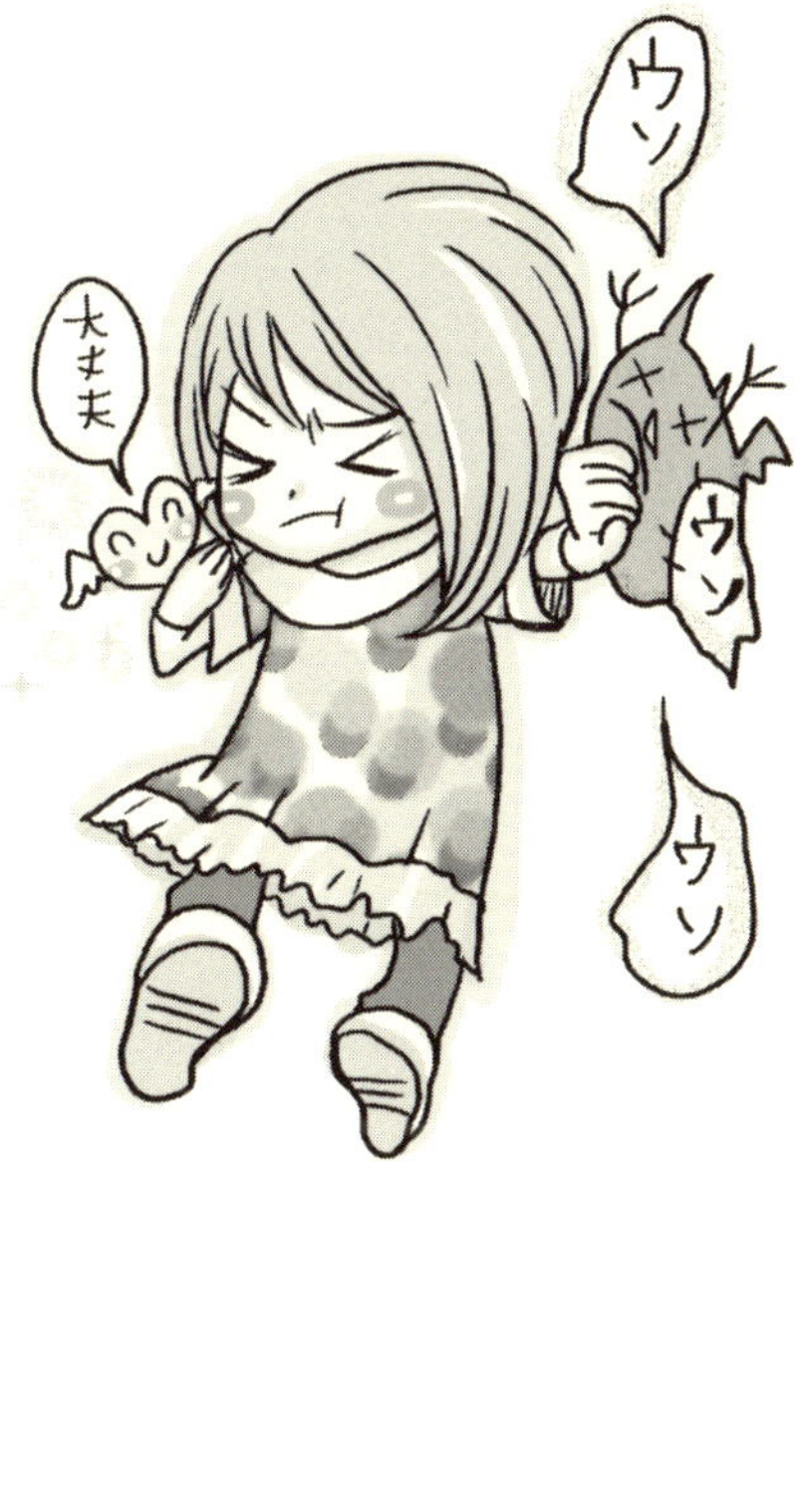

あとがき

最後に、もしかしたら、皆さんを少しだけ勇気づけることができるかもしれない一つの事例を紹介させていただきます。私自身のことです。

私は以前に、もしかしたらこのまま放っておけば目が見えなくなるかもしれないという強迫観念に駆られたけれども、強迫行為をしなかったということを書かせていただきました。あれから数年が経ちましたが、今でも私の目ははっきりと見えていますし、視力もまったく衰えていません。「まだ数年ではわからない、もっと長い期間でみなければわからないじゃないか」と思われる方もいるかもしれません。確かに私がせめて70歳くらいになっていればもう少し説得力があるかもしれませんね。

でも、現にこれだけ頑張って、強迫性障害と闘った人間がいるというだけでも少しは皆さんを勇気づけることができるのではないかと思っています。

それに、ここが一番大切なところですが、今となっては、そのような強迫観念もすべてウソだったと心から思えているということなのです。今でも当時のような恐怖感を抱いたまま生活しているというのなら、それは皆さんに報告できることではありませんが、強迫観念の言っていることはすべてデタラメだと今では思っているので、そのことを皆さんに伝えたいのです。

それは、決して完全にそのことを忘れてしまうということではありません。綺麗さっぱり記憶からなくなってしまうものでもありません。思い出そうとすればいつでも思い出せます。しかし、思い出したからといって特に切実な感情が湧くことはまったくありません。今ではどうせウソだとわかっているからです。

ここが本当に私が皆さんに一番伝えたいところなのです。どんなに強い強迫観念でも放っておけばやがて気にならなくなるということ、ウソだと思えるようになるということをです。どうか是非そのことを常に忘れずに、強迫観念と強迫行為の悪循環を断ち切り、強迫性障害から解放されましょう。何度も言いますが、敵は相手になればなるほど喜んで執拗さを増してきます。強迫観念と最も早くおさらばする方法は徹底的に無視し続けることです。そのうち向こうも諦めて攻撃することをやめます。その時が強迫性障害が治った時なのです。

ただ、一つだけ注意していただきたいのは、私は今でも強迫観念らしきものは浮かぶということです。でもいくら浮かんでも、それらはすべてただの強迫観念で、ウソだということがわかっていますから、ひたすら無視するだけです。すると強迫観念らしきものは、すーっとじきに去っていきます。これが普通の人の感覚なのです。普通の人でも何らかの不安や強迫観念めいたものを少なからず感じる時があると思いますが、その人たちはそのことに対して深く考えをこねたりはしません。だから強迫性障害にならないという一面もあるのです。

したがって、治るという意味が、強迫観念がまったく浮かばなくなることではないということはご理解ください。強迫性障害が治るということは、強迫観念に振り回されなくなる、まったく気にならなくなる、ウソだと見抜けるようになるということなのです。

最後に私から皆さんに一言メッセージを送りたいと思います。それは、「**不安は放っておけば最も早く去る**」ということです。確かに現実問題として何か具体的な不安材料が持ち上がっているならそれは現実問題として解決しなければなりませんが、強迫性障害の人の不安は単なる頭の中の不安なので、それをいくら思考の力で打ち消そうとしても絶対無理なのです。

それらの不安は、手を加えることなく放っておけば最も短い時間で去っていくということを是非とも心に留めておいてください。

《参考文献》
森田正馬著『神経衰弱と強迫観念の根治法』（白揚社）
ジェフリー・M・シュウォーツ著『不安でたまらない人たちへ』（草思社）

●著者紹介

田村浩二（たむら こうじ）

1967年生まれ。京都市在住。

幼少の頃から強迫性障害（OCD）らしきものを感じ、青年期に症状が徐々に現れ始め、20代の約10年間この病気に悩まされる。その後、書籍や自分自身の工夫などにより病気を克服。現在は本の執筆や同じ病気に苦しむ人たちの相談を「田村浩二強迫性障害（OCD）コンサルティングファーム」にて行っている。

詳しくは下記URLを参照。

http://www.ocd-consulting.jp

主な著書に『実体験に基づく強迫性障害克服の鉄則〈増補改訂〉』（星和書店）などがある。

強迫性障害・聞きたいこと知りたいこと

2008年6月28日　初版第1刷発行
2020年2月27日　初版第6刷発行

著　　者　田村浩二
発 行 者　石澤雄司
発 行 所　株式会社星和書店
〒168-0074　東京都杉並区上高井戸1-2-5
電話　03（3329）0031（営業部）／03（3329）0033（編集部）
FAX　03（5374）7186（営業部）／03（5374）7185（編集部）
http://www.seiwa-pb.co.jp

印 刷 所　萩原印刷株式会社
製 本 所　鶴亀製本株式会社

　ISBN978-4-7911-0669-1